医者仁心 师者正道

柴嵩岩
中医妇科临床经验丛书

总主编　柴嵩岩

丁　毅　编著

柴嵩岩
中医妇科舌脉应用

中国中医药出版社
·北京·

图书在版编目（CIP）数据

柴嵩岩中医妇科舌脉应用 / 丁毅编著 . —北京：
中国中医药出版社，2020.6（2023.9重印）
（柴嵩岩中医妇科临床经验丛书）
ISBN 978-7-5132-5756-5

Ⅰ.①柴… Ⅱ.①丁… Ⅲ.①中医妇科学—舌诊—中
医临床—经验—中国—现代 Ⅳ.① R271.1

中国版本图书馆 CIP 数据核字（2019）第 229663 号

中国中医药出版社出版

北京经济技术开发区科创十三街 31 号院二区 8 号楼
邮政编码　100176
传真　010-64405721
河北省武强县画业有限责任公司印刷
各地新华书店经销

开本 710×1000　1/16　印张 13.5　字数 180 千字
2020 年 6 月第 1 版　2023 年 9 月第 3 次印刷
书号　ISBN 978 – 7 – 5132 – 5756 – 5

定价　88.00 元
网址　www.cptcm.com

服 务 热 线　010-64405510
购 书 热 线　010-89535836
维 权 打 假　010-64405753

微信服务号　zgzyycbs
微商城网址　https://kdt.im/LIdUGr
官 方 微 博　http://e.weibo.com/cptcm
天猫旗舰店网址　https://zgzyycbs.tmall.com

如有印装质量问题请与本社出版部联系（010-64405510）

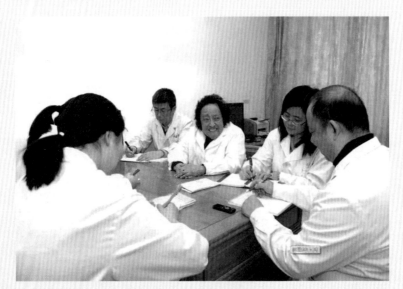

柴嵩岩临床指导徒弟

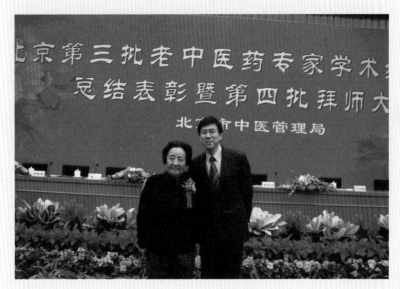

徒弟丁毅与老师柴嵩岩

王序

"人有向上向善之心，总有为他人做点事之情"，这是已进入耄耋之年的中医老专家柴嵩岩的凤愿。她为了把 60 多年积累的经验总结梳理出来，不避寒暑，不顾疲劳，秉烛笔耕 10 多年，指导学生帮助她将中医妇科临床经验编辑为 10 册丛书。看着她书桌上那一笔一画撰写和反复修改的堆积盈尺的书稿，眼前便会浮现出柴老满头白发、埋首书案的身影，她的勤奋和执着令我们敬佩。

时间是宝贵的，精神是无价的。从柴老这套用心血凝成的丛书中，我们看到她"无欲无求"的无私奉献；看到她"誓愿普救含灵之苦"的"大慈恻隐之心"；看到她救死扶伤，手到病除的高超医术；看到她渴望中医后继有人，祈盼他们茁壮成长的拳拳热望；也看到她孜孜以求、精益求精、实事求是、一丝不苟的科学态度。这种精神就是我们倡导的，人们崇尚的大医精神，就是我们的中医之魂。

人才是宝贵的，像柴老这样的专家更是我们的国宝。能把他们的经验，以中医理论整理出来，继承传播下去，是民族的责任，也是世界的福音，而这经验必将随着历史的进程，随着医学科学的发展，越来越显现出其不可替代、无可比拟的价值，相对于时空的流逝，我们怎样估价都不过高，这也是我们中医人为之呕心沥血、前赴后继、倾心投入、顽强奋争的根本原因。尽管回首过去我们历尽坎坷，展望前景仍将困难重重，但是我们坚信，道路是曲折的，前途是光明的，未来的医学展现在我们面前的必然是关不住的满园春色，而中医，恰是这个大花园中最醒目、最艳丽的一枝奇葩。

每当我看到大家为振兴中医而做出的努力，都会被深深感动，中医事业太需要这样的努力，太需要这样努力的志士。为此，我借柴老的丛书面世之际，写了上面的话，与大家共勉。

王国辰

2019 年 5 月

屠序

《柴嵩岩中医妇科临床经验丛书》要出版发行了。

耄耋之年的柴嵩岩先生，饱谙对中医妇科学的智慧感悟，率众继承人撰写这套丛书，是60余年杏林生涯的心血撷菁。

我们翩翩自乐于丛书的出版，因为在中医学的医学宝库中，国医大师柴嵩岩又续新的篇章，中医药事业薪火相传。

大师常说，我是站在巨人的肩膀上成长的。大师青年时期师承近代伤寒大师陈慎吾，学习中医经典及临床技能；获得医师执业资格后考入北京医学院"首届全国中医药专门研究人员班"，师从现代名医吴阶平、严仁英，接受西医学理论及方法论学习；20世纪50～60年代，毕业后再与京城名医刘奉五、郗霈龄、祁振华、姚正平等共事于北京中医医院，受多位名家影响。这样的成长之路，使大师日后脱颖而出，形成"柴嵩岩中医妇科学术思想及技术经验知识体系"时，博采众长，兼容并收，临床实用。既有中医学师承的烙印，又体现出辩证唯物主义物质观、发展观、整体观的科学理念。

大师常说，医者要有视野与格局。医者行医，是对人的观察与研究。在相当长一段时间内，医者学的是技术，但要学"出来"，终究靠的不是单纯的医学技术。大师提倡做"杂家"，知天下事，关注经济学、政治学、法学、伦理学、历史学、社会学、心理学、教育学、管理学、人类学、民俗学、新闻学、传播学等一系列学科的动态与发展，正所谓"功夫在身外"。

大师一生怀感恩之心。感恩社会给予的成长环境，感恩前辈铺平的成长道路，感恩患者造就的成长机会，感恩团队、同道的协作铸成个人成就。

人说，万事皆有因。有信念，就有态度，就有行为，就产生结果。

我眼中的大师大概就是这样：宽以容人，厚以载物。博学成医，厚德为医，谨慎行医。

让我们细细品读《柴嵩岩中医妇科临床经验丛书》吧。

2019 年 12 月

刘序

    我认识柴老是在多年以前，那时的她在业界和社会上已是相当有名，全国各地求诊的患者络绎不绝。由于工作繁忙，我们每次谈话都很仓促，记得柴老谈得最多的是对专业发展的思考，她"想做的事情很多"，而我总是叮嘱她要保重身体。转眼间，柴老以85岁高龄获得宋庆龄樟树奖，这是妇幼事业的终身成就奖。在颁奖致辞中，柴老提及治愈病患喜得贵子的喜悦，也谈及对妇科疾病日益增多的担忧，语言平实却感人至深，我想那是内心真感情的流露，里面"孕育"有几十年的大爱，我认为在那一刻，柴老的理想和生活达成了统一，内心是幸福和满足的，正如她自己所言这是一种"低调的殷实"。柴老60余年厚积薄发，问鼎国医大师的事业和人生之巅，此时她最大的心愿莫过于中医事业的传承，把自己的学术经验留给医院、留给后学，救助更多病患于苦难，所以总结著述是柴老多年的夙愿。经过柴老及其学术团队医师们的努力，《柴嵩岩中医妇科临床经验丛书》喷薄而成。其中，柴氏中医妇科理论体系完整，临床经验涉猎广泛，既秉承了经典中医精髓传承，又包含了现代医学视野，是北京中医医院学术传承的代表之作，值得同道和后学很好地品读。

值此著作出版之际，特向几十年如一日奋斗在中医妇科临床上的柴嵩岩前辈致敬！

2019 年 5 月

柴序

科学是有连续性和继承性的，特别是中医学，它具有很强的实践性，具有深厚的文化底蕴，是我们中华民族独有的医学科学体系。中医学随着数千年的中国历史进程，在不断发现、积累、充实、整理的过程中，经过无数次的实践验证而日臻完善。中医学与我们这个古老民族的健康与繁衍相帮相伴，为中华民族的发展创下永难磨灭的历史功勋，是我们中华民族文化宝库中弥足珍贵的瑰宝。

在浩如烟海的中医典籍中，中医妇科学以其独特的文化视角、服务人群和实践特征崭露头角，经过无数先辈的梳理演绎、分析组合，形成一个独立的医学体系。其已经成为维护广大妇女健康的基石，并具有无限发展的前景。中医妇科学是一门完整的学科，它的特点是以深厚的中医理论为基础，依据妇女特有的生理、病理、心理特点，结合现代医学的客观状态描述，进而分析查找病因病机，综合辨证施治。中医妇科学在长期不断的实践中，探索自身规律，丰富完善理论和实践体系，是具有强大生命力的医学科学。

我在中医妇科临床一线奋斗了 60 余年。在 60 余年的学习工作中，我们看到了时代的进步、科学的普及和人们观念的更新，同时也看到由于生活习惯、社会环境、工作特色发生了太多的变化，从而引起新的疾病和人们新的痛苦。这给我们带来了新的困惑，但也是人类历史上不可避免的，了解、战胜这些疾病成为我们医务工作者不可推卸的责任。

出于职业的责任感及对妇女同胞的同情和关爱，也出于对中医的执着，我们不断地去思考，去探索，去寻求答案。正是在这个过程中，我们再度被中医传统理论所折服。中医古籍中关于"内因""外因""不内外因"实乃导致疾病发生之因的精辟论述，揭开了现代疾病的神秘面纱，指导我们再度攀上攻克疑难的高峰。中医传统理论没有过时，它是真正的不朽之作，在这条路上，我们学无止境。对中医的热爱，是我们永藏心底不变的情结。

在中医妇科临床一线的日夜实践中，我们秉承先辈们的高尚医德，体会领悟他们的经验理论，同时也在积累着对妇女特性和疾病的认知，提高着治疗和调理疾病的能力。我们把从中得到的点滴体会汇集起来，编撰了《柴嵩岩中医妇科临床经验丛书》。

本套丛书共 10 册，包括柴嵩岩中医妇科学术思想荟萃、柴嵩岩中医妇科舌脉应用、柴嵩岩妇科用药经验、柴嵩岩异常子宫出血治验、柴嵩岩妊娠期常见疾病治验、柴嵩岩子宫内膜异位症治验、柴嵩岩多囊卵巢综合征治验、柴嵩岩卵巢早衰治验、柴嵩岩不孕不育症治验及柴嵩岩妇科疑难验案实录等理论和临床经验。各分册以中医理念贯穿全书，综合多方文献资料和经验，以妇科临床常见病、多发病、疑难病为主，同时根据临床实际，将一些专题性的内容独立成册。例如在妇科用药经验分册中，强调依据不同疾病、体质和周期的用药基础，突出个性化药物选择的用药原则；在中医妇科舌脉应用分册中，揭示了舌象与疾病之间特殊的相关性，我们从 20 世纪 50 年代起即以舌象为诊断和用药的重要依据，并与学生用了近 40 年的时间收集、整理了相关资料近 3000 份。由于我们编写团队一直奋斗在临床一线，所以丛书的重点在临床，有相对较多的实践资料，具有较强的临床可操作性。供临床医师参考、为中医临床服务，正是本套丛书编写的宗旨。由于编写经验不足和时间有限，若书中存在疏漏之处，还请广大同道提出宝贵意见，以便再版时修订提高，我和我的学生们向大家致以诚挚的感谢！

柴嵩岩

2019 年 5 月

前言

柴嵩岩老师行医 60 余年，全身心地投入到中医妇科的事业中，是享誉全国的中医妇科大家。本书是对柴老 60 余年医学生涯的部分经验总结，其舌脉辨证及据舌用药经验极具特色。柴老创建了中医妇科舌象辨证的完整体系，可谓当代妇科舌象辨证第一人。编著本书也算是笔者对柴老辛勤奉献的致敬吧。

舌诊、脉诊是中医特色辨证内容。在本书的编写过程中，笔者对柴老辨舌、辨脉的经验进行了系统梳理，受益良多。其中舌象部分图文并茂，同时用病例佐以说明，系统地将柴老舌象辨证思路呈现出来，以飨读者；脉象部分因不能独立形成辨证，要与舌象及主证相结合而形成辨证思路，故只有系统的叙述而没有单独的病例说明，望读者理解。

本书的编写资料均来源于柴老的理论讲述和真实的临床病例，笔者力图以"原始"方式呈现，如有需引证和发挥的内容，亦经过柴老的首肯，并明确区别标记。但受学术经历和水平所限，若对柴老学术的传承理解有未能参透之处，亦真诚希望能得到同道指正，以便再版时修订完善。

丁毅

2019 年 5 月

导读

　　本书主要论述柴嵩岩老师在治疗妇科疾病过程中，通过舌诊、脉诊指导临床辨证方向、用药选择的经验。其中辨舌认证和用药是柴老最富特色的临床治疗经验之一，故此成为本书的编著重点。

　　本书以论述舌象为主，脉象多是结合舌象而谈的。其中纵向论述部分主要介绍柴老关于舌诊、脉诊的一般认识，以及在妇科临证用药时的应用规律；横向论述部分主要介绍柴老在常见妇科疾病的诊治过程中，如何通过舌诊，以及舌脉合参来指导辨证和用药。其中需要说明的是，为了突出介绍柴老舌诊辨证、用药的经验和规律，在病例介绍与分析中着重叙述柴老通过舌象进行辨证的思路与用药选择的经验，一般不在患者的治疗过程、病情转归等方面进行讨论。有关这方面的内容在柴老妇科经验系列丛书中的分病丛书部分中会有具体的论述。

　　本书是柴老的经验丛书之一，也可以理解为整体中的一部分。因为在丛书的"总论分册"和"临床用药分册"已经将柴老的临床思想理论和用药经验加以系统论述，所以在病例分析中所涉及的柴老舌脉经验以外的思想理论，以及用药经验的内容，均不在本书中赘述，建议阅读相关分册。

本书附有舌象照片，因拍摄条件有限，以及印刷用色可能会出现的偏差，如出现文字叙述与照片舌象有出入的情况，当以文字叙述为准，特此请广大读者谅解。

目录

总论

第一章

辨舌概论

中医学是一门以整体观为基础的学科，人与天、地、自然是整体，五官九窍、四肢百骸无不承载着人体生命的信息。我们智慧的祖先观天象以定人事，使人们顺应自然规律，同时见微知著，从人身局部的外现诊察生命内部的盈衰。中医舌诊就是传统中医独具特色的诊断方法之一。中医理论认为舌与内脏有着密切之联系，舌通过经络直接或间接地与许多脏腑相联系，如脾、肾联系于舌本，舌为心之苗、脾之外候，舌面所生之苔为胃气所化生，《灵枢·脉变》中说："心气通于舌，心和则舌能知五味。"舌象的变化反映了人身整体的生理病理状态，观察舌象有助于我们及时准确地把握病机演化，在治疗上取得主动。

一、舌诊在中医辨证中的发展

中医早期对舌的认识，可见于《黄帝内经》。在《黄帝内经》中，舌不仅是解剖学意义上的舌，更重要的是属于五行之一的心系的组织器官，如"心主舌"。因此，当舌发生病变时，应主要责之于心。而舌的病变主要表现为两种形式：一种以舌本身的病变为主，如重舌、舌出血等，这类病症主要归属于心；另一种是在各种疾病特别是外感病中所出现的舌的表现异常，如"肺热病者……舌上黄、身热"，热病时"舌本烂"等。

对于直接发生在舌本身的病症的理论论述，是后世建立口腔科的基础。而对热病过程中舌的变化的观察则是形成舌诊的基础。《伤寒论》和《金匮要略》首次提出了"舌上胎"一词，后世以此为基础演化出"舌苔"的词汇与概念。《诸病源候论》在说明舌的局部病候与机体内部的关系时，首次论述了舌、经络、脏腑之间的联系，这对后世医家有关内伤舌诊的研究产生了极大影响。

历代医家对外感病的研究，不断促进了舌诊的形成与发展。到了宋代，成无己虽然没有提出舌诊的概念，然而他将舌苔变化与病机的变化、证候的判断联系在一起，为观舌诊病、建立舌诊法奠定了基础。在成无己之后，许叔微编写了"舌上苔歌"，将《伤寒论》中出现的异常舌象以歌诀的方式进行诵读和传授。因此，虽然宋代的伤寒学研究者没能创立舌诊法，但是他们对伤寒病中舌苔变化的重视，以及对舌苔临床变化规律的总结，对后世舌诊法的形成所产生的影响是深刻的。

元代出现了舌诊专著《敖氏伤寒金镜录》，标志着外感病舌诊法的形成。伤寒病时表现于舌的变化，不再是外感热病中的一个症状，或者是一个主症，而是具有诊断意义的诊法信息。同时在外感热病的研究中，以舌红来证明里热的存在，是一个重要的突破口，它以直观的视觉表现为依据，证实了刘完素"六气化火"的外感热病病因病机推论的合理性，并通过建立红舌主热证的诊疗模式，促使温病理论逐渐成熟，最终使温病学从伤寒学中分化出来。

舌诊法的重要传播者是明代的医家薛己。薛己在1529年第一次刊刻了《敖氏伤寒金镜录》，并在1556年进行了第二次刊刻，使《敖氏伤寒金镜录》的舌诊法得以在较短的时间内广泛流传。由于薛己是一位宫廷医生，因此他对舌诊法的评价与传播在社会上引起了较大的反响。清代医家叶天士则在吸收伤寒学气分、血分之说的基础上，创建了温病卫气营血辨证体系和温病舌诊，并概括了温热病的基本舌象特征。继叶天士之后，吴鞠通在《温病条辨》中建立了温病三焦辨证，把"舌胎"的"胎"字更改为"苔"，并对温病的苔色、苔质、舌苔的润燥、舌色等都有较详细的论述。至此，外感病舌诊法的理论已基本完善了。

舌诊本是在探讨外感热病的基础上产生的，应用于指导外感病的诊断与治疗。而舌病的五脏病理生理观的建立，则使舌诊的诊断范围扩展到内伤病成为可能。宋代以后，医家对隋唐以前有关舌与经络、脏腑间关系的理论进行了整理。例如，《三因极一病证方论》（1174 年）在舌病证候中说："舌者，心之官，主尝五味，以营养于身，资于脾，以分布津液于五脏。故心之本脉系于舌本，脾之络脉系于舌旁，肝脉循阴器，络于舌本。"叙述了舌通过经络与心、脾、肝三脏相联系。在宋金元时期，内伤舌诊虽尚未成体系，但在各专科中的应用也日趋广泛。例如，钱乙在《小儿药证直诀》中云："弄舌者，脾脏微热，令舌微紧，时时舒舌……当少与泻黄散……或饮水者，脾胃虚而津液少也，面黄肌瘦，五心烦热者，疳疾也，用胡黄连丸。大病未已，弄舌者凶。"指出了小儿弄舌的三种情况，是儿科舌诊的宝贵经验。陈自明《妇人大全良方》中有以舌色预测孕妇母子生死的经验记载。如"夫面赤舌青者，子死母活；面青舌赤吐沫者，母死子活；唇口俱青者，母子俱死"，与《诸病源候论》中有关舌诊内容相一致；而"身重体热寒又频，舌下之脉黑复青，反舌下冷子当死，腹中须遣子归冥"，则是以舌下脉色辨瘀血之证，并指出舌卷、少腹冷则母子性命难保。在当代临床实践中确也见到有先兆流产症状的妊娠期妇女舌色为紫色时，在用药方面感到有一定的难度。而在陈自明《外科精要》的外科疮疡辨证中也以察舌来判断吉凶，如"疮疡……若因肾水干涸作渴，或口舌干燥者……或舌黄干硬，小便数而疽生者，尤可恶也""李氏云：痈疽不服内托散，或失宣内毒，致咽喉口舌生疮，甚则生红黑菌，害人甚速，当用琥珀犀角膏治之"等。元代倪维德的《元机启微》中也有同一眼病由于舌象不同，所用方药不同的论述，说明舌诊在眼科的辨证施治中也很重要。内科方面，这一时期出现了以金元四大家为代表的不同学术流派，他们对舌诊也各有心得。由此可见，虽然内伤舌诊理论出现较晚，但在较早时期的临床上也有了相对广泛的应用。

明代医家薛己最早提出舌的病症与五脏关联的论点。他在《口齿类要》（1529 年）舌症中说："经言舌乃心之苗，此以窍言也。以部位言之，五脏皆有所属。以症言之，五脏皆有所主。"武之望在《济阴纲目》（1625年）口唇舌病中说："心之本脉系于舌根，脾之络系于舌傍，肝脉循阴气络于舌本，肾之津液出于舌端，分布五脏，心实主之。"这里虽然还没有提到肺脏，但所强调的"分布五脏，心实主之"的诊察舌病的总原则，却一直为后世的医家所遵循。王景韩的《神验医宗舌镜》首先提出了建立舌的脏腑分部。书中说："舌诊一书，原为伤寒而设，以伤寒一门病变最多，分经辨症，殆无遗类。破此一关，杂病内伤由此类推，无遁情矣。"并详细解释了"诊家之有部分"中"部分"的含义，"此舌与身俱来，此部分即与舌俱来。舌之胎色，内应脏腑。舌之一定部分亦犹乎脏腑之一定部位也。故脉有脉之部分，面有面之部分，而舌亦自有舌之部分。经云：先明部分，万举万当"。由此可见，王氏认为把舌诊运用于内伤病的关键在于确定舌与脏腑间的定位关系，如同脉诊一样，舌的一定部位也与一定的脏腑相关，依据这个分部理论就可以诊察内伤病了。但是王景韩虽然力陈舌诊可以诊察内伤病变的道理，但未能摆脱以往的舌诊重在诊舌苔的局限。可见在明代，已经建立了舌通过经络与五脏联系的理论。林之翰在《四诊抉微》（1723年）中明确提出了"舌者，心之窍也，脏腑有病，必见之于舌"的诊舌理论。自此，虽然没有形成完整的内伤舌诊的理论体系，但随着舌与五脏之间关系的日趋明确，舌诊与内伤病之间的关系也越来越密切。

到清代中期，在《医宗己任编》（1725年）中，从伤寒之治法在于发汗，而汗属于胃中津液的角度，提出"以凡属外感，皆本内伤"的观点，并制订了五种治疗大法。书中分别选择了与肺、肾、脾、肝、心相关的异常舌象，用来说明舌与五脏及内伤病之间的关系。

傅松元的《舌胎统志》（1874年），作为一部论述内伤病的舌诊专著，成功建立了内伤病的舌诊法。其关键在于作者改变了以往以诊舌苔作为舌诊之重点的做法，提出了以诊舌色为主体的观念。他在"舌胎新例"中说："古人以胎色分门，今改从舌色分门。盖舌为本，胎为标也。"这一做法开辟了将舌诊从诊断外感病扩展到诊断内伤病的门径。傅松元所论述的舌与五脏的关系是有史以来最为详尽的。他不但论述了舌的五脏分部，还囊括了六腑。他把舌色的变化与内伤病的辨证结合起来，如论述正红舌时，在罗列了可出现正红舌之病名的基础上，还描述了与正红舌一同出现的症状。这实际上把望舌纳入了内伤病的辨证体系，使舌诊成为内伤病辨证的一个组成部分。傅松元完成了舌诊与内伤病辨证之间的结合，即把舌诊与内伤病的辨病、辨证体系结合起来，使舌诊和脉诊一样能够时时体现脏腑的气血津液及其寒热、虚实、燥湿的变化。

由此看到，舌诊得以从诊断外感病扩展到诊断内伤病，一方面是建立了舌的脏腑分部学说，另一方面是确立了舌色（舌本）与脏腑、气血、津液之间的联系，从而使这一学术转化终于在清末完成，使舌这个局部的器官成为能够反映内在五脏病变的镜子。

近些年来，通过中西医结合及动物实验、临床观察与病理解剖研究，人们逐步认识到，舌象与疾病性质及其发展有较密切的联系，印证了舌象是中医辨证的依据之一，是具有科学性的。通过研究，不少资料证明，中医的各种舌象，都是有其一定的形态学和病理学基础的。在进行动物气虚、阴虚舌象研究的基础上，有人观察了包括内分泌、新陈代谢等十余种主要属于气虚和阴虚病例的舌象，通过临床分析，认为构成气虚舌象的机体因素，主要有血运失调、消化功能紊乱、内分泌功能失调、神经中枢功能失常和基础代谢降低等，特别多见于机体功能衰退时。气虚舌象中，认为舌色淡白的形成原因与血红蛋白低、毛细血管变细及丝状乳头增多有关。阴虚舌象中，舌体干燥可能是人体重度脱水所致；舌红似与营养不良、维生素缺乏有关；腐苔、光剥苔及镜面舌，则与酶及维生素缺乏、胰及肝功能失常有关。有人通过对活体舌象的显微镜检查，发现镜面舌、光红舌、黑苔、厚腻苔、薄白苔，不但肉眼观察有不同表现，在组织学上也有显著的变化，有一定的病理形态学基础。通过临床观察、裂隙灯检查及各项生理、生化测定，分析淡白舌的形成，主要与贫血、蛋白质代谢障碍和组织水肿等有关，而内分泌、基础代谢低下及消化功能紊乱等亦为辅因。黄苔多见于感染性疾病患者和出现消化系统症状较多的患者。脱落细胞镜检，发现黄苔渗出细胞与周围血象对相应感染所产生的改变大体一致。烧伤患者，如烧伤面积大、并发败血症及预后不良的，舌质多红绛。舌质红或淡，与红细胞数量的多少关系较大。通过对舌苔细菌培养及细菌定量、舌面温度及酸碱度、荧光现象、舌苔显微镜检及病理活检等观察，有人认为，舌苔的形成是口腔正常菌族中某些细菌在疾病条件下优势增殖的结果，苔色与优势菌落的颜色相关。可见舌之症象在医学领域已引起相当的重视。

舌象对测定病证的深浅和预后起到了启示作用。由于发现黄苔渗出细胞与周围血象对相应感染所产生的改变相一致，故黄苔渗出细胞与周围血细胞的变化在诊断疾病的作用上相似。有人还总结出肝癌患者的舌象为舌两侧出现青紫色条纹或不规则的斑状小点，与其他恶性肿瘤、慢性肝病之间存在着显著差异，为临床提供了观察肝癌的简易指标。有的单位将舌象检查作为早期食管癌拉网诊断的初筛方法，舌色正常的均无病变，舌色青或黯紫的，经拉网证实有部分为食管癌，其他为食管上皮细胞增生、胃病或咽喉炎等。

舌象对疾病预后的估计具有一定价值。淡白舌表示疾病多为慢性过程，病情较长，在短期内死亡率较高，但迅速治愈者为数不多。有人通过观察舌苔变化估计肝炎患者的预后，发现其病情好转后，多数的舌象亦随之好转或舌苔消退；如病情反复波动，则舌苔长期不见消退。另外还发现，病程在 6 个月以上的患者，舌苔每多白腻或白厚而难消退。此种舌苔变化，可供临床估计预后参考。急性心肌梗死的患者，舌质常是紫、黯红、红，或有瘀斑、瘀点，舌苔以黄腻、白腻为多。随着病情好转，腻苔大多变成薄苔或少苔，舌质亦转为正常。因此，舌象可作为辨证分型、衡量病情轻重及治疗后恢复情况的一个参考指标。这些资料表明，中医的舌象各有其一定的生理、病理基础，舌象与疾病性质及其发展也有一定联系。但舌象只反映出机体生理、病理的一个侧面，故作舌象分析时应有整体观，不能以偏概全，而应该重视中医的有关理论，做到四诊合参。此外，舌象的反应也是常有变化的，如黑苔不一定都是病重，黄苔或白苔未必是病轻。应考虑到舌象的变化是人体正邪交争的局部反应之一，从而对所获得的诊断资料作辨证的综合分析，才较符合客观实际。

综上所述，舌诊的发展是经历了漫长时间积淀出来的，它虽然形成体系的时间较晚，但之后的发展与研究却非常的丰富，这也正是该理论具有很强活力的体现。相信今后还会有更多的相关研究与成果提出来。

柴嵩岩老师一向很重视舌诊，她认为舌象的变化直观易察，较少受外界因素影响，在妇科临床中，舌诊具有重要的认证价值。在多年的临证治疗中，柴嵩岩老师善用舌诊，临床效果卓著，据柴老回忆，对于许多疑难病例的治疗获得成功就是凭借舌诊经验，通过观察舌象细微的变化而实现的，这些宝贵的经验实在是有总结提高的必要。不过，柴嵩岩老师指出，在妇科临证当中，面对纷繁复杂的临床证候和经带胎产的具体变化，如何用好舌诊是目前亟待解决的课题。目前绝大多数的舌诊研究都停留在单纯的辨证认证阶段，与临床治疗结合不够紧密，尤其对具体病症的指导应用就更少了。鉴于此种现状，柴嵩岩老师从临床需要出发，结合妇科病症，对她多年收集的舌象资料加以论述。本书虽是论述舌诊之要，但文中舌象与病证互参，辨证、遣方延续，理论、病例相佐，包含了完整的妇科诊疗过程，为后学的实践开启了门径，实为中医妇科临证之学。

二、辨舌基本内容及妇科常见舌象的一般临床意义

柴老辨舌的内容主要包括舌色、舌形、舌质、舌苔等几方面。其中，常见的舌形包括肥（胖）舌、瘦小舌。肥舌有时会有齿痕。常见的舌质主要为嫩舌，间或见到敛舌。以上舌形与舌质可同时出现，也可单独出现。常见的舌色包括淡、红、绛、黯（有时有瘀斑）。常见舌苔包括少苔或无苔、薄白苔、薄黄苔、白腻（厚）苔、黄腻（苔）。舌色与舌苔可有不同组合出现，也可同时合并不同的舌形与舌质出现。柴老往往通过舌色主要辨阴阳气血之盛衰，通过舌形与舌质主要辨脏腑之虚实，通过辨舌苔与兼色主要辨肠胃虚实、气机升降与运化及邪正进退与夹杂，辨证层层深入。以下逐项分述之。

1. 舌形

舌形是指舌的形态，主要有正常舌、肥胖大舌（或带齿痕）、瘦薄小舌等。其中舌形正常往往提示了患者脏腑失调或损伤不重，即使存在虚实偏杂的情况也是病程较短，病势较轻。舌形若出现变化，常常提示脏腑的失调或损伤。

（1）舌形肥胖大：柴老认为舌形的肥胖、肥大、胖大等描述所指是基本一致的，这样的舌形在妇科辨证中以虚实夹杂为主，虚多为脾肾不足，实可见于夹湿、夹痰、夹热、夹瘀等。夹湿、夹痰多见肥淡舌，夹热、夹瘀多见肥红舌或肥黯红舌。肥舌常常会伴有齿痕，多为水湿不化之象。观其齿痕之深浅也可推理其病情轻重和病程之长短。这样的舌象在治疗原则上应以祛其邪实为先，补其不足为佐；待邪实祛则以调补为重，以利病情的好转。（图1）

（2）舌形瘦薄小：柴老认为舌形的瘦小、瘦薄、薄小，无论色红、色

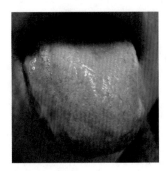
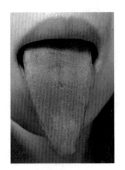

图 1　肥胖舌　　　　　　　　　图 2　瘦薄舌

淡，均为不足之象。这种舌象多为心脾不足，或大量伤血，或房事太过伤肾，或药物兴阳太过致伤肾阴。多见瘦小红舌、瘦薄淡舌。在治疗原则上主张以补为先，但用药宜平和，不可峻补，以免操之过急，出现壅滞，适得其反。之后补调并行以期病愈。（图 2）

2. 舌质

舌质是指舌的质地，主要有正常舌、嫩舌、敛舌等。质地正常提示患者脏腑失调或损伤不重，病势较轻。

（1）嫩舌：为虚证之舌。多为气血不足，又气虚致水湿运化不利而表现出的舌象。常见嫩红舌或淡嫩舌，前者多伴热象，后者多有血虚。治疗用药的原则要注意补益气血的同时加强健脾利湿，既可使气血得旺，又不致因过补而生滞热，以利于疾病的恢复。（图 3）

（2）敛舌：柴老指出，在妇科疾病中很少见到坚敛苍老的实证舌象。此处的敛舌是以松裂干敛为特点，多为气血津液不足，不能上达充养舌体，使舌体出现裂纹。见到此舌象说明患者气血津液亏损较重。故若见敛舌（常与黯绛舌并见）或舌有裂纹，辨证当为气血津液大亏。除应整体认识病因、病机，还要在治疗用药上着重补充阴液，慎用或不用温燥之品，以免再伤津液阴血。（图 4）

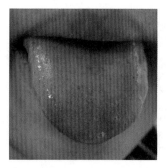

图 3　嫩舌

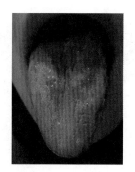

图 4　敛舌

3. 舌色

舌色是指舌的颜色，主要有淡舌（临床多见色淡白）、红舌、绛舌、黯舌、淡红舌、淡黯舌、红绛舌、黯红舌、绛黯舌、瘀斑舌，或以上任何舌色带瘀斑。

（1）淡舌：柴老认为妇科疾病中的淡舌主要是血虚、阳虚为主的表现，其中脾肾阳虚较为常见。阳气具有温煦、推动脏腑功能的作用，阳气不足则脏腑功能低下，精血生化迟缓，又会加重阴血的不足。因脏腑功能低下，使代谢产物不能及时清除而多瘀滞，致气血经脉运行不畅，变证丛生。治疗原则以健脾补肾之法为主，佐用益气养血。避免用酸敛药物，以防敛邪，且不利于气化。（图 5）

（2）红舌：柴老认为红舌为有热之象，但在妇科疾病中常同时伴有阴血的不足或脏腑受伤，也有因血分伏热而表现出红绛舌者。在治疗原则方面，清热之中多配合养阴之品。同时用药不宜过用活血之品，因其多有动性，须防再伤阴血。而且清热药物的应用也不可过猛，长时间大量应用同样也会伤阳气。（图 6）

（3）淡红舌：一般为正常的舌色，在妇科疾病中多为病势较浅、病情较轻的表现，脏腑不调较轻，气血阴阳病变不重。治疗原则为尽量减少干预患者正常生理周期，顾护阴血津液。在应用活血、化瘀、清热、解毒、

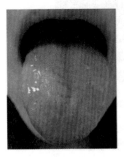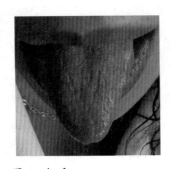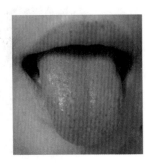

图 5　淡舌　　　　　　　　图 6　红舌　　　　　　　　图 7　淡红舌

散结等药物时要注意适当、适量，以免其克伐正气。（图 7）

（4）黯舌：以色黯为主要特点。黯舌多与其他舌色兼见，如淡黯、黯红等，也可同时兼有瘀斑。在妇科疾病中多为气血运行不足的表现，因虚而致瘀滞，或因寒湿、痰凝、气滞、郁热等引起气血运行不畅。柴老指出，黯舌所代表的气血运行不畅往往并非真正有瘀血之象，所以在治疗方面用药应根据具体情况而定，但总的原则是以恢复气血正常运行为目的。（图 8）

（5）绛舌：以绛为主要特点。柴老认为妇科疾病中的绛舌是阴血不足而血分伏热的表现，多在病情较重时出现，一般治疗周期较长，多见于慢性病或炎症慢性期。由于阴血不足，又有热伏，多伴瘀滞，故绛舌又多与红舌、暗（黯）舌相兼，而见到偏于热象的红绛舌或偏于瘀滞的绛黯舌。所以在治疗原则上，养阴血的同时要清血中的伏热，同时也要根据情况化瘀，以消除血中之瘀滞。（图 9）

（6）瘀斑舌：此舌象不会单独见到，都是与其他舌象兼见的，其意义为瘀血之象。在妇科疾病中常常与黯红舌、红绛舌、淡黯舌等舌象同时见到，多见于舌体的边缘。治疗虽离不开活血化瘀，但治疗原则却应该根据患者的主舌象来制订。不能仅仅见到瘀斑就活血化瘀，要全面考虑患者的疾病辨证或月经情况，才可达到期望的疗效。（图 10）

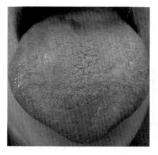
图 8　黯舌

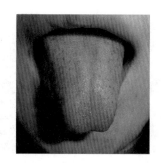
图 9　绛舌

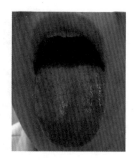
图 10　瘀斑舌

4. 舌苔

舌苔指舌面上的覆苔，为脾胃之气上蒸所形成，柴老认为舌苔主要反映肠胃虚实、气机升降与运化，以及邪正进退。舌苔的变化要与舌质、舌色结合起来判断才具有意义，单独根据舌苔变化判断病情是比较片面的。舌苔从形质上分主要有薄、厚、无、腻、干、剥脱等，从颜色上分主要有白、黄、灰、黑等。同时随着季节的不同，舌苔也会有轻微的变化，如春秋时舌苔较夏冬时要略薄一些，应注意考虑。

（1）薄、厚、腻苔：薄苔多见薄白苔、薄黄苔。妇科疾病中，这样的舌苔多意味着病势较浅、较轻。薄白苔为正常舌苔；黄苔多为有热之象，多为肺胃之热，但热势不重；厚苔多见白厚苔、黄厚苔、黄或白厚腻苔。妇科疾病见到这样的舌苔，多为湿浊、湿热、积滞等情况，但是否为湿浊困脾或脾肾两虚，或阳明积滞，以及是否已化热入血等，还要与舌质结合起来考虑。若是灰苔、黑苔，多为厚腻苔，在妇科疾病中较少见到，一般为积滞日久，化热生痰之象，也可为寒湿之象，具体要根据舌的形、质、色等表现来判断。肥淡黯多为寒湿之象，红绛多为积热之象（图 11、图 12、图 13）。

（2）干、无、剥脱苔：干苔多见黄干苔与白干苔，总为津液受伤、阴津不足之象。黄苔多合并有热象，而热象在脏在腑则又要根据舌形、舌

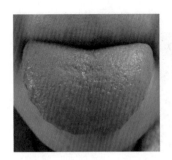
图 11　薄黄苔

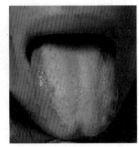
图 12　白厚苔

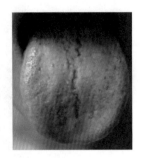
图 13　厚腻苔

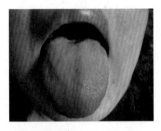
图 14　无苔

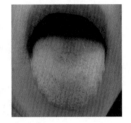
图 15　白干苔

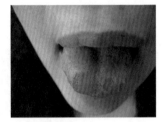
图 16　剥脱苔

质、舌色来结合判断。一般舌的形、质、色变化不大的热象多在腑，而舌的形、质、色出现明显变化则说明其与脏腑功能失调有关，具体情况要具体分析（图 14、图 15、图 16）。

　　舌苔由胃气所化生，舌苔剥脱总为胃的气阴不足之象，或见其他脏腑阴亏。剥脱部位不同，对应的病情也不同。剥脱在舌的中心部多为胃阴不足，在舌前多为心肺阴不足，在舌根多为肾阴不足，在舌侧一般有左肝右肺的对应关系。无苔为气阴大虚、久虚、气血不足之象，临床多见于久病的患者。而无苔与剥脱的不同在于，剥脱苔多是阴亏，而无苔通常是气阴大伤、气血不足，脾胃之气生发无力，是脏腑之气不能蒸腾上升，其病理已不仅限于胃阴不足了。在治疗上一定要结合临床分析，根据具体情况，分别采用健脾、温肾、养心气（因火生土之故）等治则。

第二章

辨脉概论

　　脉诊在我国有悠久的历史，是我国古代医学家长期医疗实践的经验总结。《黄帝内经》和《难经》中对脉诊已经有许多详细论述。在东汉名医张仲景的《伤寒杂病论》中，可以看出脉诊已经广泛用于临床。晋代名医王叔和综合前代有关脉学的知识和经验，写成了《脉经》一书，也是我国现存最早的脉学专著，使脉学成为更加实际的学问。此后，我国古代脉学著述不断增多，到明代李时珍撰写《濒湖脉学》，延续了《脉经》的理论基础，总结了明代之前历代脉学的经验。

　　现代医学对于脉诊的研究认为脉搏是循环功能的综合表现，脉象的情况可因循环系统的情况改变而不同。心脏主动脉瓣是否健全，心跳是否合乎节律，以及动脉的弹性怎样，都可以通过脉搏表现出来。由于循环系统和身体各内脏都有密切关系，组织代谢的任何变化都会对血液循环产生一定的影响，而机体的重要疾病变化都会在不同程度上影响循环系统的功能，所以，脉象不单单反映循环系统的变化，还反映其他内脏和系统的变化。例如，许多疾病都和血液成分的改变有关，发热、发炎时，血液中的白细胞数相应增加；肝癌、糖尿病等疾病都能使血液成分起变化，从而导致血流速度等方面的改变，并引起脉象的变化。尤其是神经系统和循环系统关系更加密切。例如，由于血管壁受交感神经和副交感神经的控制，当有些疾病引起这两种神经的变化时，血管就会受到影响，从而引起脉象的改变。

　　由此可见，我国古代医学强调脉诊在临床上的意义是有依据的，只不过古人由于条件的限制，不可能有像今天这样的认识罢了。随着现代脉学研究的不断深入，以及现代科技水平的不断进步，相信脉学的研究一定会有更大的进步，取得更多的成果。

一、脉象在中医妇科疾病辨证中的意义

柴老认为脉诊在疾病的辨证中是重要的参考依据之一，但是也指出，脉诊绝不能作为辨证的唯一依据，即使是妊娠恶阻这一简单现象，也应在望、闻、问、切四诊合参后方可诊治。在给学生讲解脉诊时，柴老经常背诵《脉学正义》开篇语："四诊之序，望闻为先，切脉居后……盖察脉以审病，只是参考病理之一端，万不能不论声色形证，仅据脉理，以审定其为寒为热，属实属虚……凡此种种脉象，无不可以偶见，而亦无不可以兼见。苟非合之声色辨证，虽有高贤，不能下一断语。如谓精于脉法，但一下指，不问其他，而竟能洞见隔垣，则从古名家，未闻有此高论……"她以此来告诫学生，对诊脉的认识万万不可偏颇。

柴老辨脉的特点主要集中在三个方面：①重视脉象中是否带有滑利之象，以辨别血海的状态；②重视脉象中尺脉是否有力，以判断肾气是否充盛；③通过三部脉的不同表现判断脏腑功能是否协调。其中对脉象中滑象的提示尤为重视。

柴老指出，在女性生理方面应注重阴血是否充盛。若阴血充盛，脉象中则带有一定的滑利之象。也可以理解为，妇人脉在一定程度上代表着阴血及血海的充实度。故在治疗妇科疾病过程中，通过对脉中滑象的有、无，有力、无力，脉体宽度的辨别，以及在临床中结合患者的年龄、体形等情况综合判断，可在一定程度上判断血海的充足程度。在治疗月经病时，对脉象的辨别有着重要的参照性。

同时柴老明确指出，妇女之脉象可受许多因素影响而变化较大，如年龄、经期、妊娠、更年期等，甚至职业不同，脉象也有较大差异。因此在临床中判定疾病和确定治则时绝不可独用脉象，一定要综合认识，方显客观。

二、脉象在判断妇科常见疾病中的作用

（一）对患者当前病证状态的判断

对于月经稀发或闭经的患者，对脉象的判断重点集中在脉的滑利之象。柴老认为此类疾病多有不同程度的血海不足，故脉象中是否带有滑象是有认证意义的。如脉象沉滑有力，说明血海未枯，疗效预期较好，易于恢复；若脉见细滑，说明血海不足；若脉沉细略滑，说明血海匮乏较重；如脉见细滑数，常说明血海亏损兼有伏热之象，此类脉象于现代人为多见；若脉沉弦滑，考虑患者情绪中有紧张之象，治疗时应适当调理情志；而如果患者脉见沉细无力无滑象，则提示血海已有重度受损，治疗难度较大，且疗程长。在治疗过程中切脉时出现滑象，则说明已枯之血海已有一定程度的恢复之象。

对于崩漏患者，柴老认为对脉象的判断尤为重要。因为此类患者多虚实夹杂，而邪实中或有邪热迫血而崩，或有瘀血内聚，客夺主位而漏，脉象表现会因证而不同，重点在于判断病情是以邪实为主还是以正虚为主。崩漏患者由于出血较多的缘故，脉象本应表现为细弱、沉细等阴血不足之象，但若脉象中出现数大之象时，常说明有邪热迫血的情况，所谓"脉大病进"是也；若有弦紧、弦涩之象，则说明瘀血内聚以致血不归经。

若以邪实为主，治疗时应注意以祛邪为主，不应过用收敛止血之品，以防"闭门留寇"，病必不除。若治疗后脉象现本虚之象，则说明病邪已去，可根据病情补虚收敛、止血养血，以达疗效。当然，在判断过程中要同时结合舌象、基础体温变化，以及症状、体征的变化等因素进行施治。

对于不孕不育的患者，因其病因病机复杂，且所要关注的因素较多，需要综合判断患者的病情。而在脉象上，柴老主要关注点在于：一是从脉中滑利之象判断血海是否充足；二是从尺脉有力程度判断肾气的虚实。再

结合其他资料，如年龄、病史、舌象、基础体温、症状等，从而得出对患者目前状态的判断。

　　对于胎动不安的患者，柴老认为通过脉象以判断妊娠状态尤为重要。妊娠脉象应滑而有力，且脉体较宽。若脉见细滑而数，则属内有伏热，易致胎动不安，治疗多以清热安胎为主。而脉细者主不足，治疗时仍应注意调补阴血以养胎；若脉见弦紧，且患者有精神紧张，则提示肾水不足以养胎，肾阴亏而水不涵木。若为有习惯性流产病史的患者见此脉象，更应考虑肾水不足的情况。此时治疗应以补肾水而安胎为主，并要注意阴虚生热扰胎的可能性。

（二）对预后及疗效的判断

　　患者的脉象在治疗过程中的变化，对于疗效与疾病预后的判断是有一定提示意义的。

　　对于月经稀发或闭经的患者，此类患者脉象中是否带有滑象，并且是否有力、有根，是预后及判断疗效的重要参考内容。若脉无滑象，且沉细无力，预后多差，疗效不佳。若脉渐有滑象，脉动渐渐有力，脉体从细渐宽，则提示疗效已见，患者预后也较好。

　　对于崩漏出血的患者，若脉象中出现数大之象，则说明有邪热迫血，预后或疗效均应多加关注。若脉现本虚之象，治疗后脉见滑象，并渐渐有力、有根，则预后及疗效可能较好。

　　对于胎动不安的患者，要综合判断，其中注意各种激素指标是很重要的。

　　在辨脉的过程中，参考年龄因素也是很重要的。柴老指出，不同的年龄段，脉象有各自的特点。如青年患者的脉象，滑利之象明显；而中年以上的患者，因为阴血已亏，脉象滑利之象已明显不如前者，有时会略带弦象。这些是在辨别预后与疗效过程中一定要考虑进去的因素。还有一些特殊患者，如小儿性早熟患者，若脉中已带有滑利之象，反而说明病情较重，应随诊及时调整治疗方案。

在临床中，脉象往往是以两三种脉兼见为主要表现形式，如细滑脉、弦紧脉、弦滑数脉等，所以柴老对于妇科脉象的分类是以脉象的主要表现为依据，以《濒湖脉学》《脉学正义》的相关理论为基础来进行的。妇科疾病常见脉象基本内容主要有滑脉类（主要包括细滑脉、弦滑脉、沉滑脉、滑数脉）、弦脉类（主要包括弦细脉、弦数脉、沉弦脉、弦紧脉）、涩脉类（主要包括弦涩脉、沉涩脉、细涩脉）等。其中各单一脉象的表现形式、一般意义等在各类文献中已经有系统叙述，在此不再赘述。

第三章

舌象、脉象的辨证和用药经验

一、舌象部分

柴老注重舌象在不同疾病中的意义，并以此作为辨证用药的重要参照。下面就以舌色这一主线来具体阐述同一种舌象在不同妇科疾病中的意义，以及选择用药的经验。

（一）淡舌类

前面提到，妇科疾病中的淡舌主要是血虚、阳虚的表现，相关脏腑以脾、肾为常见。治疗原则上多以健脾、补肾、养血之法为主。淡舌类患者用药多以有利于气化为主，避免应用酸敛药物，以防敛邪，又不利于气化功能的发挥。具体舌象表现上主要有嫩淡舌、肥淡舌、瘦淡舌、淡黯舌等，并可伴有不同的舌苔表现，其中有意义的舌苔主要有滑苔、腻苔、白厚苔、白干苔、黄白苔等。此类舌象多因为阳气不足或湿浊内聚，舌苔多为厚腻苔，而夏天则多见黄腻苔，可适当应用藿香、佩兰等芳香化浊之品。而冬天应视病情而定，若为寒湿则温阳化湿，若为湿热则可用茵陈、扁豆之类缓和去浊。若无苔，说明脾胃之气生化乏力，应健脾补肾养心气。

1. 嫩淡舌

此舌象具备了嫩舌与淡舌的基本意义，多为虚证之舌，常为血气不足，又气虚致水湿运化不利而表现出的舌象，并多伴有血虚。治疗用药的原则要在补益气血的同时佐用健脾、补肾、利湿之品，既可使气血得旺，又不致因过补而生滞生热，且利于疾病的恢复。

（1）月经过少或闭经患者：见此舌象多应考虑是阳气不足，血虚、湿盛为主的表现，其中脾肾阳虚较为常见。阳气主温煦，具推动脏腑的功能，阳气不足则脏腑功能低下，精血生化迟缓，又会加重血海的亏虚。由于脏腑功能低下，易致代谢产物不能及时清除而瘀滞下焦，又会导致气血、经脉运行不畅，其中最主要的产物便为"湿"，故见舌嫩。患者多见经少、闭经、不孕、畏寒、腰膝酸软、四肢不温、精神萎靡、性欲减退，病史多有节食减肥、劳倦、忧思，治则以健脾补肾、除湿养血为主。脾为后天之本，脾虚运化不利，则气血乏源，冲任血虚，血海不能按时满溢；加以肾气不足，冲脉不盛，则症状愈加明显。

此类患者选药多用菟丝子、茯苓、杜仲、太子参、蛇床子、桃仁、当归、川芎、薏苡仁、冬瓜皮、益智仁等。其中菟丝子、杜仲、蛇床子温补肝肾，太子参、茯苓、益智仁健脾益气；而菟丝子、杜仲等性平，既能助阳，又能益精，不燥不腻，为平补脾肾之良药。要慎用仙茅、淫羊藿（仙灵脾），两药辛热性燥，虽能壮肾阳，但对妇女有伤阴助火之弊。此外，对于淡舌的患者，用药方面也应避免应用酸敛药物，如乌梅、白芍、五味子等，以防敛邪。若湿浊较重，舌体淡白，则考虑多用白扁豆、香薷、木香为佳。此时不宜应用补阴药物，以防滋腻。

【病例】患者李某，女性，40岁，北京人，2008年10月28日初诊。

主诉：闭经10年，潮热烦躁。

患者自1997年因工作紧张，用药物推迟月经。之后月经量逐渐减少，渐至闭经，1998年闭经至今已10年。外院诊断为"卵巢早衰"。当时未选择治疗，10年来也未系统治疗。此次因出现潮热、烦躁来诊。

刻见：潮热汗出、烦躁，眠可，大便1～2日一行，带下少，阴道干涩感，无其他不适。

舌嫩淡，苔黄（图17）。脉细滑。

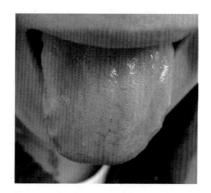

图17　舌嫩淡，苔黄

其他病史：既往体健。

月经婚育情况：结婚 14 年，有一子。14 岁初潮，4～5 天 /30 天，量中等，10 年未见月经。

辅助检查：今年 9 月查女性激素，FSH 97U/L，LH 48U/L，E_2 84.18pmol/L。B 超，子宫 4.5cm×4.1cm×3.1cm，内膜 0.7cm。

中医诊断：闭经。

西医诊断：卵巢早衰。

辨证：脾肾两虚，血海不足。

治法：健脾补肾，养血调经。

方药：阿胶珠 10g，枸杞子 10g，川续断 10g，桂枝 2g，当归 10g，薏苡仁 10g，茯苓 10g，白术 10g，桑寄生 20g，山药 15g，莲子心 3g，夏枯草 12g，桃仁 10g，女贞子 10g。

按语： 对于因工作紧张、社会压力而导致的闭经，柴老有自己独到的看法。柴老认为用眼与用脑过度，是劳逸过度在现代社会中的一个重要现实情况。中医认为肝开窍于目，脑为髓海而通于肾。在现代社会中，过度消耗体力而又缺衣少食的情况已经很少见到了，但是过度用眼、用脑的情况却大为增加。久视伤血，用脑过度而伤肾，从而导致肾亏血虚的情况是很多见的。这位患者就是典型的例子。

患者因工作紧张出现闭经已经 10 年，病程较长，而且又未系统治疗，现已出现潮热汗出、烦躁、带下少、阴道干涩感等肾阴不足、水不涵木的情况，而大便 1～2 日一行应考虑为血虚肠燥性便秘。

患者舌嫩淡，苔黄白，脉细滑。其中嫩淡舌为气血不足，又有气虚，致水湿运化不利而表现出的舌象，在脏腑责之脾肾。脾虚运化不利而致气血生化不足，血海亏虚又致水湿内停。肾虚阳气不足，无力推动脏腑，肾气不足而冲任功能降低，以致出现相应的闭经等症状。舌苔黄白说明有水湿化热之象，用药时应避免滋腻或辛燥之品。脉细滑说明血海未枯，尚有调补之机。方中白术、茯苓、山药、薏苡仁、川续断、桑寄生健脾、补肾、利湿，当归、阿胶珠、女贞子、枸杞子养血补肾阴，其中女贞子、枸杞子平补肾阴，补而不腻。桂枝 2g 助阳气，以利气化而助运化水湿，同时因闭经日久，血海经脉瘀滞较重，用助阳之桂枝配合活血化瘀之桃仁也有化经脉之瘀滞又微微推动血海的意思。因有化热之象，故配以夏枯草清热疏肝气，缓解潮热、烦躁，且能除湿轻身；莲子心清心，以安神消解心烦。全方针对脾肾不足、血海亏虚用药，同时顾及了避免滋腻，佐以清热消烦的用药特点。

通过以上内容可以看出，虽是针对闭经患者，但方中活血化瘀药应用并不多，而是参照患者的舌象特点并结合病史与脉象，抓住患者的病机予以针对性用药，体现了柴老辨舌循证用药的特点。

（2）以月经量多、出血为主要症状的患者：见嫩淡舌象多考虑脾肾不足，冲任不固。月经非时而下，量多如注者为崩，日久淋漓不尽者为漏。两者虽出血状况不同，但其发生的机制相同。二者在疾病发展过程中可以相互转化，故临床上常崩、漏并称。《素问·阴阳别论》中有"阴虚阳搏谓之崩"，《诸病源候论·漏下候》对崩中之病有"冲任之气虚损，不能制其经脉，故血非时而下"，提出一虚一实的病因病机。

柴老认为，此舌象以脾肾不足、冲任不固为主。因脾肾不足，运化不利，故多伴有湿浊内蕴致瘀等情况。在出血期仍应遵急则治其标之原则，以固冲、止血为主。经前期则用健脾固肾、养血益气及止血之品，如太子参、山药、覆盆子、益母草、女贞子、墨旱莲、白芍等，还可加用生牡蛎、仙鹤草。在应用养阴血药物时为避免滋腻之弊，常佐砂仁、陈皮等理气化浊之品。

【病例】患者娄某，女性，30 岁，北京人，2015 年 3 月 31 日就诊。

主诉：间断闭经 1 年余，后出血 3 个月。

患者 1 年前曾出现闭经，未进行诊治。近 1 年来少量规律出血两次，出现阴道淋漓出血，3 个月来出血量时多时少，以淋漓为主。无腹痛情况，无其他不适。

刻见：现仍有阴道少量出血，无其他不适，纳可，二便可。患者体形偏胖，自诉有 110kg，身高 165cm。

舌嫩淡、苔白（图 18）。脉沉细滑。

其他病史：既往体健。

月经婚育情况：结婚 4 年，未避孕不孕。12 岁初潮，月经 6 ～ 7 天 /30 天。

辅助检查：未查。

中医诊断：崩漏。

西医诊断：崩漏待查。

辨证：脾肾不足，冲任不固。

治法：补肾健脾，固冲止血。

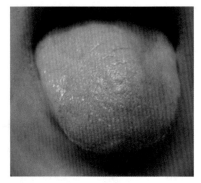

图 18　舌嫩淡，苔白

方药：北沙参 15g，生牡蛎 15g，墨旱莲 15g，白芍 10g，仙鹤草 10g，太子参 12g，大蓟炭、小蓟炭各 15g，枸杞子 10g，月季花 6g，菟丝子 15g，冬瓜皮 12g。

按语：患者有以下几个特点，一是月经 3 个月未停，呈淋漓状，且下腹不适；二是脉象细滑；三是舌嫩淡、苔白；四是体形肥胖。考虑患者舌嫩为肾虚脾虚，水湿内聚，代谢失常之所见；舌淡为气虚血虚之征象。结合本患者月经 3 个月淋漓未停为主证，考虑为脾肾不足、冲任不固之证。

目前治疗方面以止血为主要目的，方中菟丝子、太子参补肾健脾，菟丝子又有固冲任之功，佐用生牡蛎固冲止血，仙鹤草收敛止血又补虚损，还有大小蓟炭的止血之功，共同达到既能止血，又能补脾肾、固冲任的作用。长期出血，血海已受损，对养阴补血药物的选择也应考虑到舌象的表现，应避免滋腻为好。方中选择北沙参、墨旱莲、白芍、枸杞子均为补而不腻之品。北沙参补肺，取金水相生之意；墨旱莲、白芍养血又有收敛之性；枸杞子平补肝肾，补而不腻；为防收敛太过，反佐少许月季花以除滞消肿；患者肥胖，舌质以嫩为主，实为素体多湿，故应用冬瓜皮利湿，以防水湿困脾，配合太子参以益气健脾。

全方用药，针对主证，重点参考舌象的特点而选择药品，体现了柴老辨舌用药的经验。

（3）以盆腔炎性疾病为主的患者：见嫩淡舌象时主要考虑为脾虚，湿浊结聚，又有气血不足之象。以淡舌为主，根据脾虚及水湿的程度，多伴有舌质偏嫩之象。

盆腔炎性疾病以慢性病变和病程较长者多见，如输卵管粘连或梗阻、盆腔炎性包块等。柴老指出，女性盆腔慢性炎症出现淡舌在临床并不少见，其证多属脾虚湿浊结聚，气化不足，治法宜化浊除湿、散结行气，兼促气化。虽然炎症未除，伴有疼痛，法当清解，但柴老强调注重标本关系，若过用苦寒，重伤阳气，反而增加虚寒或痰湿凝聚之弊，妨碍气化功能。此外，柴老对于舌嫩淡的患者也不提倡用酸敛药，如乌梅、五味子等，恐其不利于炎症肿胀病灶之消退，为临床用药之忌。临床常用药物有冬瓜皮、薏苡仁、当归、香附、夏枯草、炒蒲黄、槐花、川芎、三七粉、杜仲等。因月经正常，血分药不必多用，可加生牡蛎软坚散结，少佐活血药；痛经可加三七粉（月经干净后连服10天，或经期单服，不入汤药）。若寒湿蕴结，用薏苡仁渗湿走下，荔枝核温经散结，佐用香附、炒蒲黄或茜草炭以助行气化瘀之力。若出血淋漓，可用生牡蛎固之；待月经干净后，重点用化瘀药；下一轮月经临近时停药观察。总之，柴老一般不单用清热解毒药。同时，对于伴有便秘的舌淡患者，柴老不建议用瓜蒌，恐其生湿，而用当归、郁李仁、肉苁蓉，佐用地骨皮，以免温药生热。

【病例】患者欧某，女性，31岁，北京人，2015年3月31日就诊。

主诉：下腹痛半年，伴低热。

半年前患者因"盆腔脓肿"于外院治疗，治愈后出现下腹部持续隐痛，月经前后加重的情况，并时常伴有低热。于外院多次查"血常规"均正常。间断服中药无明显效果。现来诊治。

刻见：现仍诉小腹隐痛，轻度下坠感，无发热情况，经期症状加重。大便日两行，小便可，纳食可。

舌嫩淡略黯，苔白（图 19）。脉细弦。

其他病史：既往体健。

月经婚育情况：结婚 3 年，孕 0 产 0，现避孕中。13 岁初潮，月经 5 ～ 6 天 /30 天，月经周期尚准确，末次月经 2015 年 3 月 14 日。

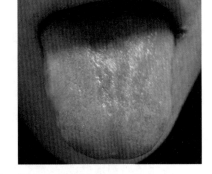

图 19　舌嫩淡略黯，苔白

中医诊断：妇人腹痛。

西医诊断：慢性盆腔炎。

辨证：脾虚湿聚，气血瘀滞。

治法：健脾利湿，清热化瘀。

方药：冬瓜皮 15g，当归 10g，川芎 5g，茜草炭 12g，野菊花 10g，蒲黄炭 10g，薏苡仁 15g，桔梗 10g，延胡索 10g，三七面 3g，生黄芪 12g，夏枯草 10g，郁金 6g，荔枝核 10g，土白芍 10g，生甘草 5g。

按语：从舌象和主证来看，患者舌淡嫩为脾虚水湿运化不利之象，脾虚舌淡提示气血不足，舌色偏黯为有瘀滞。患者为盆腔急性炎症后的慢性腹痛，病程较长，首先考虑余热未清，另一方面应考虑疼痛主要为瘀滞不通。患者脉象细弦，也提示了气血不足、气滞疼痛的征象。但因患者目前处于月经期间，所以柴老主张以化瘀为主。而患者月经周期准确，故在用药时又要避免过用血分药，以免影响正常的周期而另生他证。

　　方中用薏苡仁、冬瓜皮利水渗湿，又有健脾之功，配合生黄芪以健脾益气、利水除湿。荔枝核温经散结，与桔梗、夏枯草配合以利气机的通畅。为尽量减少扰动血分，选择了茜草炭、蒲黄炭等炒炭类化瘀之品，配合三七面，化瘀的同时不影响周期。当归、川芎养血，与土白芍配合又具有止痛缓急之功，又因土白芍其性酸敛，可避免他药活血过度之性；同时又与延胡索（元胡）、郁金配合，加强了散瘀止痛、缓急解郁的作用。少用野菊花、生甘草清解余毒。全方一药多能，相互配合，环环相扣。用药依据在考虑主证的同时，又多参考了患者的舌象特点及脉象。

　　（4）胎动不安、胎漏的患者：见嫩淡舌多为脾肾不足，胎元不固之象。柴老认为妊娠时气血聚下以养胎，临床上多见热象。若出现不足或虚弱之象则说明气血虚弱，恐不足以养胎，多为治疗困难。舌见肥嫩乃脾肾虚弱，舌淡为气血不足之象，应加强健脾补肾安胎之品以巩固胎元，如覆盆子、菟丝子等，健脾多用太子参、山药、白术、茯苓、莲须等；若需清利湿浊或湿热时多用荷叶、佩兰、地骨皮等。因补血诸药多滋腻或滑利，在应用时应慎重。

　　【病例】患者李某，女性，38岁，北京人，2014年3月31日就诊。

　　主诉：怀孕8周，阴道点滴出血5天。

　　患者自然怀孕，已孕8周，3天前出现阴道点滴出血，遂卧床休息，3天来仍有少量出血，色黯红，无明显腹痛及小腹坠胀情况。今日来诊治。

　　刻见：阴道少量出血，无腹痛及小腹下坠感，无发热情况，无其他不适。大便日一行，小便可，纳食不佳。

　　舌嫩淡略黯，苔薄黄（图20）。脉

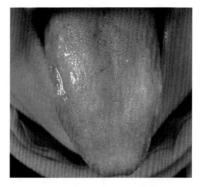

图20　舌嫩淡略黯，苔薄黄

细滑。

其他病史：无其他病史。

月经婚育情况：结婚 3 年，未避孕，孕 0 产 0。13 岁初潮，月经 5～6
天 /30 天，月经周期尚准确，末次月经 2014 年 2 月 3 日。

辅助检查：2014 年 3 月 30 日 HCG 24000U/L，P 1.22nmol/L。

中医诊断：胎漏。

西医诊断：先兆流产。

辨证：脾肾不足，胎元不固。

治法：补肾健脾，固冲清热，止血安胎。

方药：覆盆子 10g，北沙参 15g，莲子心 3g，苎麻根 6g，百合 12g，
金银花 10g，墨旱莲 15g，玉竹 10g，侧柏炭 10g，菟丝子 15g，荷叶 10g，
白术 15g，地骨皮 10g。

按语：患者孕 8 周，胎漏 5 天，量少，无其他不适。化验检查，激素
表现可以接受。从舌象来看，舌嫩为脾肾不足，舌淡而脉细滑提示气血不
足，而妊娠时气血内聚养胎，临床上本应多见有余之象，此舌象却明显提
示了患者脾肾不足、胎元不固的情况。治疗上应以健脾补肾、养血安胎为
主，而目前患者主要症状为出血，故首先以止血安胎为主。考虑到舌苔薄
黄，气分有热，故止血应以清热止血为主，安胎应以补肾健脾安胎为主。
方中覆盆子、菟丝子、白术健脾补肾固胎；苎麻根、侧柏炭清热止血，北
沙参、墨旱莲、玉竹、百合、地骨皮益肾阴清热又有收敛之性；配以荷叶
清热化浊，莲子心、金银花清心安神。全方突出了一止一固，标本兼顾。
其辨证思路主要源于对舌象的判断，以及对病本的认识，体现了辨病与辨
证相结合的临床思路。随访患者至 12 周，未再出现出血症状。

2. 肥淡舌

肥舌一般不单独作为判断依据，多认为是水湿不化之象，常会伴有齿

痕。若与淡舌合并观察，则认为属典型的脾肾不足，并夹有湿浊。治疗应以祛其邪实为先，补其不足为兼，待邪实已祛则以调补为重。以淡舌为主的肥舌多见肥嫩之象，故仍以嫩淡舌为主要辨证思路，但多是围绕患者脾肾不足的认识来进行辨证分析的。

（1）月经过少或闭经患者：见此舌象一方面应考虑到阳气不足、血虚的表现，另一方面要考虑到有水湿、痰湿、湿浊等情况。其辨证用药可参考嫩淡舌，并加强化湿、祛痰、温阳等药品的应用。其用药注意点也基本与嫩淡舌一致。

【病例】患者宋某，女性，23 岁，河北人，2007 年 7 月 6 日初诊。

主诉：闭经 5 年。

患者于 2001 年出现月经后错，2 ～ 3 个月一行，未经治疗。至 2002 年开始月经闭止。当地医院诊断为"多囊卵巢综合征"。2003 年至 2006 年曾间断使用炔雌醇环丙孕酮片（达英35）治疗，偶有月经来潮，疗效仍不太满意，2007 年 2 月停药。目前月经仍未来潮。今日来诊。

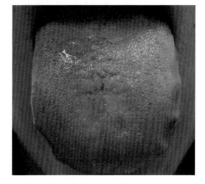

图 21　舌肥淡，苔白腻

刻见：唇上多毛，面有痤疮，双乳晕有毳毛。患者闭经后体重增长较快，体重从 50kg 增至现在的 65kg。现身高 163cm。

舌肥淡，苔白腻（图 21）。脉细滑无力。

其他病史：既往体健。

月经情况：14 岁初潮，4 ～ 5 天 /30 天，经量中等，无痛经，未婚，无性生活史。

辅助检查：2006 年 4 月检查，FSH 6.2U/L，LH 13.59U/L，E_2 2.49×10^5

pmol/L，T 1.52ng/dL，P 0.7ng/mL，PRL 13.16ng/mL。2006 年 4 月超声提示，双卵巢多囊改变。

中医诊断：闭经。

西医诊断：多囊卵巢综合征。

辨证：脾肾不足，湿浊瘀滞。

治法：健脾益肾，除湿活血。

方药：冬瓜皮 20g，薏苡仁 20g，车前子 10g，杜仲 10g，泽泻 10g，夏枯草 12g，丹参 10g，广木香 3g，蛇床子 5g，黄芩 10g，金银花 12g，泽兰 10g。

二诊：患者服药 1 个月，月经来潮，基础体温单相。

舌脉：舌肥淡，苔白腻，脉细滑无力。

辨证：脾肾不足，湿浊瘀滞。

治法：健脾益肾，除湿化瘀。

方药：茯苓 15g，炒薏苡仁 15g，车前子 10g，杜仲 10g，桔梗 10g，丹参 10g，广木香 3g，蛇床子 5g，当归 10g，浙贝母 10g，泽兰 10g。

按语：患者除闭经症状外，无明显不适症状。而舌肥淡、苔白腻为脾肾不足的征象。舌肥为脾虚，水湿运化不足，舌淡、脉细滑无力，考虑兼肾气不足。肾为五脏六腑之根，肾气不足，水液运化不利，湿浊阻滞冲任，血海失充，可发为闭经。方中炒薏苡仁、冬瓜皮、车前子、泽泻健脾利水除湿，佐以木香、泽兰芳香化浊，杜仲、蛇床子补肾温阳；湿浊日久生毒，体现为面部痤疮，应用金银花、夏枯草以期解毒，少用黄芩清热燥湿；丹参凉血活血，兼有消痈祛瘀之性。全方并无针对性的调经之品，但针对病因展开治疗，通过利湿化浊以去除困脾之因，达到健脾的目的。通过补肾温阳以进一步达到化湿、增强脏腑功能的目的。至于芳香解毒之品的应用则是针对患者具体情况而定。

二诊舌、脉无明显变化，说明卵巢排卵功能尚未恢复，仍为脾肾不足、湿浊瘀滞之象。患者治疗后月经来潮，说明治疗已初见成效，继以前法，在健脾益肾除湿的基础上兼以活血养血，增强气化之力，以逐步恢复卵巢功能。

舌肥而淡的闭经患者主要辨证为脾肾不足，此为虚的一面；但仍要考虑到水湿内停、湿浊困脾、痰湿阻滞等情况，此为实的一面。虚实夹杂，往往使治疗较为困难。柴老治疗月经过少或者闭经患者时，并不是一味应用活血破血药物和补肾药物，而是针对病因，补其不足的同时去其有余，使脏腑之虚得到恢复，从而使生理功能逐渐回到正常的轨道上来。

（2）以月经量多、出血为主要症状的患者：见此舌象，应考虑与出血的情况结合分析。如果出血量较大，应考虑以脾不统血、气虚不摄、冲任不固为主，并伴有血虚的情况，用药以益气固摄止血为主。急则治其标，止血为第一要务。如果出血以淋漓为主，则应考虑脾肾不足、冲任不固为主，同时应考虑水湿或痰湿内停所带来的影响。在固冲止血、健脾补肾的同时，应根据具体情况健脾利湿，以防化热生瘀。在治疗时要参照基础体温现象综合考虑。

【病例】患者李某，女性，31岁，北京人，2013年9月20日初诊。

主诉：月经期延长，淋漓不尽近2年。

患者2年前劳累后出现月经经期延长，持续15天以上，经量少，以淋漓不尽为主。无腹痛等其他不适，在外院诊断为"多囊卵巢综合征"，间断口服中药汤剂治疗，疗效尚不满意。今日来诊。

刻见：时有乏力、劳累等情况，无明显其他不适，二便可。本次月经已持

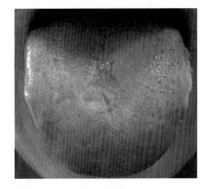

图22　舌肥淡，苔白

续 15 天，量少、淋漓，目前尚未干净。

舌肥淡，苔白（图 22）。脉细滑无力。

其他病史：既往体健，无其他病史。

月经情况：初潮 14 岁，7 天 /30 天，近 2 年 15 ～ 18 天 /30 ～ 37 天，初期经量偏多，后期量少淋漓，经色暗，无痛经情况。未婚，有性生活史，无孕史。

辅助检查：2013 年 12 月查，FSH 8.3U/L，LH 19.2U/L，E_2 3.22×10^5 pmol/L，T 0.08nmol/L，P 0.95nmol/L，PRL 0.75nmol/L。B 超示双卵巢多囊样改变。

中医诊断：崩漏。

西医诊断：多囊卵巢综合征。

辨证：脾肾不足，冲任不固。

治法：健脾补肾，固冲止血。

方药：仙鹤草 10g，覆盆子 10g，车前子 10g，炒白术 10g，炒薏苡仁 15g，枸杞子 10g，益母草 10g，棕榈炭 10g，柴胡 3g，太子参 10g，大蓟炭、小蓟炭各 10g，莲子心 3g，阿胶珠 10g，金银花 10g。

按语：患者病程较长，有明显的气虚症状，脾不统血、冲任不固而导致本病的发生，故健脾固冲是目前的主要治疗原则。舌肥淡为脾肾气虚、统血乏力之象。

在治疗中，炒白术、太子参合用以加强益气健脾的作用，配合炒薏苡仁利湿健脾，少用柴胡疏肝，以减少木克脾土的情况，辅助健脾。仙鹤草补肾固肾，缓解乏力，与枸杞子配合以补肾，又与覆盆子配合以达到固冲的目的。棕榈炭、大小蓟炭用以止血，标本兼顾。方中应用了益母草与阿胶珠，柴老认为漏下淋漓的患者主要为瘀邪阻滞，出现客夺主位之势，血不归经而淋漓不尽，用益母草化瘀，阿胶珠养阴滑利，两药配合，化瘀且使瘀血得以排出，从而使正常的经血得以收止。患者出血日久，恐其有外毒内侵之势，应用金银花清热，以防外毒内侵；莲子心清心热以除烦，从而解除因出血日久引起的烦热。

全方考虑周全，标本兼治，体现了柴老治疗月经漏下淋漓的特点，从舌象入手，兼顾脉证，从而达到准确认证辨治的目的。

（3）以盆腔炎性疾病为主的患者：见此舌象多为慢性病变和病程长久的情况，多见输卵管粘连或梗阻、盆腔炎性包块等，在疾病的作用下，患者体质不断受到消耗。证属脾虚湿浊结聚，气血不足。治以健脾化湿、化浊除湿、散结行气等，兼促气化。柴老强调注重标本关系，若过用苦寒，重伤阳气，反而增加虚寒或痰湿凝聚，妨碍胃气运行和全身气化。此外，不提倡用酸敛药，恐其不利于炎症消退。若月经周期正常，血分药不必多用，待月经干净后再重点用化瘀药，下一轮月经临近时停药观察。对于伴有便秘的舌肥淡患者，柴老不建议用瓜蒌，恐其生湿，可多用当归、郁李仁、肉苁蓉等，再佐用地骨皮，以免温药生热。

【病例】患者张某，女性，30 岁，河北人，2014 年 3 月 14 日初诊。

主诉：未避孕不孕 2 年。

患者 2 年前结婚，婚后未避孕而不孕，无其他明显不适情况，月经周期正常，经量尚可，偶有下腹隐痛，月经前后加重，无发热、腹泻等其他不适情况。当地医院曾诊断为"慢性盆腔炎"，口服中药汤剂及中成药，症状依旧，亦未怀孕。今日来诊。

刻见：目前无明显下腹部疼痛，无其他不适，仅白带偏多，无味，二便正常，饮食可，眠可。

舌肥淡、有齿痕，舌苔白（图 23）。脉沉细无力。

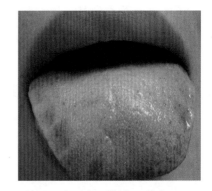

图 23　舌肥淡，齿痕，苔白

其他病史：既往体健。

月经婚育情况：已婚 2 年，未孕。初潮 12 岁，6 天 /30 天，经量中等，轻微痛经，不影响工作及一般生活。末次月经 2014 年 3 月 2 日。

辅助检查：2014 年 1 月 12 日超声提示子宫大小正常，子宫内膜不均匀，厚度 0.6cm，双卵巢未见异常。2014 年 1 月 14 日输卵管造影提示双侧输卵管形态迂曲，通而不畅，造影剂弥散不佳。

中医诊断：腹痛。

西医诊断：慢性盆腔炎。

辨证：脾肾不足，湿浊瘀滞。

治法：健脾补肾，化湿祛瘀。

方药：当归 10g，木香 5g，茜草 10g，炒白术 15g，炒薏苡仁 15g，川楝子 6g，蒲公英 10g，夏枯草 10g，炒蒲黄 10g，土茯苓 10g，川续断 15g，菟丝子 15g，荷梗 10g，香附 10g。

患者于当地服药 2 个月余，托朋友转告已经宫内怀孕，在当地医院保胎。

按语：患者以不孕为主诉就诊，有慢性盆腔炎病史，并有轻微的症状。从造影和超声结果来看有盆腔的粘连，并有引起输卵管的迂曲情况，且通而不畅。舌象表现为肥淡有齿痕，舌苔白。考虑脾虚湿浊较重，结合症状又有瘀滞之象。柴老对于此类患者，并不主张大量应用清热解毒药物，以避免过伤阳气，不利气化，反而会加重湿滞的情况。又因患者粘连情况为盆腔已有的主要矛盾，故在治疗中针对病因的同时也要注重化瘀通络。本患者从舌象来看，辨证以脾肾不足为本，湿浊瘀滞为标。治疗方面以健脾补肾化湿为主，同时佐以芳香化浊之品；另一方面也应兼用化瘀通络之法治疗。方中炒白术、菟丝子、川续断健脾补肾，并配合以炒薏苡仁、土茯苓、木香等芳香利湿化浊之品，加强健脾化湿之功。同时应用当归、茜草、炒蒲黄等化瘀之品，配合缓解粘连，蒲公英、夏枯草解毒散结，川楝子、香附一寒一温，行气止痛，荷梗通络兼有化浊之性。全方标本兼治，以舌象为主要辨证依据，用药多以舌证相结合考虑，以达治疗目的。

（4）有胎动不安、胎漏的患者：见此舌象多为脾肾不足、运化不利、湿浊内蕴之象。柴老认为胎动不安、胎漏患者的病因常为内热扰胎，或为脾肾两虚。脾肾虚者多为素体禀赋不足，孕后因先天固摄不足，乃至流产或多次流产。有患者因长期过度劳累，伤及脾肾，则冲任不固，一方面，阴血生化无源，致气血亏虚，胎元失养；另一方面，水湿运化不利，与热相合而生湿热，内蕴扰胎。妊娠时若出现不足或虚弱之象，则说明气血虚弱，不足以养胎，治疗颇为困难。方药中加强健脾补肾安胎之品，如覆盆子、菟丝子等，健脾多用太子参、山药、白术、茯苓、莲须等；清利湿浊或湿热多用荷叶、苎麻根、佩兰、茯苓等。

【病例】患者刘某，女性，41 岁，北京人，2014 年 4 月 4 日初诊。

主诉：试管受孕 18 天，要求保胎。

患者 3 年前因患"卵巢早衰"，于柴老处服药治疗，1 年后出现间断排卵，并有月经来潮。3 年来也是间断来诊治疗。2014 年 3 月 17 日于外院试管受孕成功，来诊希望保胎。

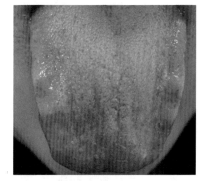

图 24　舌肥淡、偏黯，苔白腻

刻见：现时有腹部隐痛，无坠胀出血情况，患者较为紧张，眠差，二便可，纳食可，无其他不适。

舌肥淡、偏黯，苔白腻（图 24）。脉细滑。

其他病史：既往体健。

月经婚育情况：初潮 13 岁，5 天 /30 天，3 年前因卵巢早衰出现闭经半年，服药后月经恢复至 2～3 天 /30～60 天。结婚 16 年，孕 2 产 0，2004 年 3 月怀孕行人工流产，2010 年 6 月自然流产，之后未避孕不孕。

辅助检查：HCG 800U/L（14 天），1200U/L（16 天），今日抽血复查。

中医诊断：早孕。

西医诊断：早孕。

辨证：脾肾两虚，胎元不固。

治法：健脾固肾，清热安胎。

方药：菟丝子 15g，炒白术 15g，苎麻根 6g，茯苓 15g，枸杞子 15g，莲须 10g，覆盆子 15g，生甘草 6g，墨旱莲 15g，侧柏炭 10g，百合 10g。

嘱患者多卧床休息，坚持服药，坚持复查。患者间断服药 2 个月余，胚胎发育良好，12 周顺利进入产科继续监测。

按语：本患者虽然理化检查尚可，但具有以下几个特点：一是患者年龄较大，已经 41 岁，属高龄孕妇；二是患者有卵巢早衰病史，卵巢功能较差；三是人工受孕目前时间较短，胚胎尚不稳定；四是患者目前精神紧张，睡眠差，不利于胚胎发育。基于以上四点，柴老建议患者保胎治疗。从舌象上来看，舌肥淡、偏黯，苔白腻，结合以前卵巢早衰病史，主要辨证为脾肾两虚、胎元不固之证。脉细滑为阴血不足，患者高龄又有卵巢早衰病史，往往会出现阴血不足，无以养胎的情况。在保胎治疗中柴老最强调固胎、安胎，方中选用菟丝子、炒白术，在健脾补肾的同时又有固肾安胎之功。配合苎麻根、覆盆子、侧柏炭，更加强了"固"的作用。固中要有补，配以墨旱莲、枸杞子、莲须，以养阴敛阴、补益肝肾。生甘草清热缓急，茯苓健脾又安神。全方药味不多，一药多用，这也是柴老用药的一个特点。

3. 瘦淡舌

瘦淡舌，包含了淡舌与瘦舌的特征。前面提到，瘦舌无论红淡均为不足之舌象，多以心、脾、肾不足为主。而淡舌以脾肾阳虚较为常见，故瘦淡舌以脾肾阳虚为主要辨证思路，治疗以健脾补肾之法为主。再根据疾病的不同细化辨证，以指导用药。淡舌用药以有利于气化为主，避免应用酸敛药物；瘦舌治疗主张以补为先，但用药宜平和，不可峻补，以免出现壅滞。故在治疗用药时一般思路以调补为主，并根据不同疾病的症状表现调整用药思路。

（1）月经过少或闭经患者：脾肾阳虚较为常见。阳气主温煦，有推动脏腑功能的作用，肾阳不足而脏腑功能低下，代谢产物不能及时清除而多瘀滞下焦，致气血经脉运行不畅，变证丛生。患者多见经少、闭经、不孕、畏寒、腰膝酸软、四肢不温、精神萎靡、性欲减退，治以健脾补肾之法。脾为后天之本，脾虚运化不利，气血乏源，冲任血虚，血海不能按时满溢。肾藏精，主生殖，肾气不足，则任脉不通，冲脉不盛，于此可见中医学之整体和平衡观点的智慧。

【病例】患者韩某，女性，24 岁，山东人，2009 年 10 月 27 日初诊。

主诉：闭经 1 年余。

2008 年无明显诱因出现闭经，于当地人民医院诊断为"卵巢早衰"。予戊酸雌二醇片（补佳乐）加黄体酮做人工周期治疗至今，每月有人工周期月经。无其他明显不适情况，今日来诊。

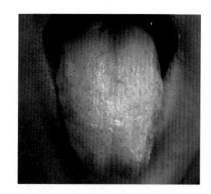

图 25　舌瘦淡，苔白

刻见：带下量少，阴道干涩，无心烦、潮热情况，纳食可，眠可，二便调。

舌瘦淡，苔白（图 25）。脉细滑。

其他病史：既往体健，无其他病史。

月经婚育情况：初潮 14 岁，既往月经 5 ～ 6 天 /2 ～ 3 个月，量少，痛经

（＋）。结婚 3 年，未避孕 2 年未孕，无怀孕史。末次月经（人工周期月经）2009 年 10 月 4 日。

辅助检查：B 超，子宫 6.5cm×3.5cm×2.7cm，内膜 0.5cm。

中医诊断：闭经。

西医诊断：卵巢早衰。

辨证：脾肾不足，血海亏虚。

治法：补肾健脾，养血活血。

方药：何首乌 10g，当归 10g，川续断 15g，茯苓 10g，白术 10g，月季花 6g，生甘草 5g，阿胶珠 12g，香附 10g，桑寄生 15g，百合 12g。

按语：瘦淡舌提示肾虚为主，脾肾不足，同时提示了血虚之象。苔白多为脾虚水湿不化所致。患者年轻，闭经无明显诱因。考虑患者平素禀赋较弱，脾肾不足，阴血生化无源，血海亏虚。阴血不足，不能荣肾填精，冲任失充，胞宫胞脉失养，乃见肾精生化乏源，肾气无所化，天癸无所养，冲任不足，经血亏乏，遂致经水早断。治以补肾健脾，养血填精。方中白术、茯苓、川续断、桑寄生补肾健脾；何首乌、阿胶珠配合当归、香附，养血又理血脉；月季花活血又疏肝，百合滋阴清热又有安神之性。全方用药以舌象及症状为主要参考，思路明确，用药简洁。患者未再来诊，一年后托他人转诉，服药 2 个月后已间断有月经来潮。

（2）以月经量多、出血为主要症状的患者：应看患者是以出血量多为主，还是以出血淋漓不尽为主。虽然两者发生的机制相同，且在疾病发展过程中可以相互转化，但出血量多者仍然以止血为第一要务，之后再针对病因治疗，而出血淋漓不改善者则可根据辨证，标本兼治。

比较嫩淡舌、肥淡舌与瘦淡舌，嫩淡舌以脾肾不足、冲任不固为主；肥淡舌考虑以脾不统血、气虚不摄、冲任不固为主；而瘦淡舌则要重点考虑肾虚不固导致出血。治疗用药虽多有相同之处，均以止血固冲为主，但在药物选择上，嫩淡舌偏于健脾补肾、固冲止血，肥淡舌偏于健脾益气、固摄止血，而瘦淡舌则更偏于补肾固冲为主，多用菟丝子、覆盆子、墨旱莲、仙鹤草等，配合侧柏炭、大小蓟炭、生牡蛎等止血固冲药物。治疗过程中可根据病情应用养血药物、化湿药物及解毒药物等，但要注意在应用养阴血药物时避免滋腻，应用化湿药物时避免伤阴，在应用解毒药物时避免伤阳气。

《普济方·妇人诸疾门》指出："既崩而淋漓不断，血瘀于内也。"故柴老治疗崩漏，非常重视去除瘀血，在治疗过程中均不同程度地加入化瘀治法，后面会详细介绍。

【病例】患者赵某，女性，52 岁，河北人，2015 年 6 月 26 日初诊。

主诉：阴道出血，淋漓不尽半年。

患者半年前出现月经量多，9 天后月经量减少，转为淋漓不尽，半年来一直未完全停止。曾经当地医院刮宫治疗，之后仍出血淋漓不尽，病理检查结果正常。应用黄体酮撤血治疗及中药间断治疗，疗效均不明显。今日来诊。

刻见：少量阴道出血，心烦，睡眠不佳，腰酸乏力，无腹痛及其他不适情况，纳食可，二便可。

舌瘦淡，苔白（图 26）。脉沉细。

其他病史：既往体健，无其他病史。

月经婚育情况：初潮 13 岁，5 天 /26 ～ 28 天，末次月经 2015 年 6 月 12 日，量少、淋漓不尽。结婚 24 年，孕 3 产 1，末次人工流产 10 年前。

辅助检查：无。

中医诊断：崩漏。

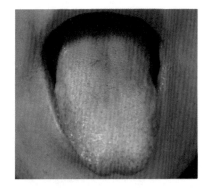

图 26　舌瘦淡，苔白

西医诊断：更年期出血。

辨证：肾虚不固，血海伏热。

治法：补肾止血，养血固冲。

方药：覆盆子10g，生牡蛎15g，墨旱莲15g，菟丝子15g，侧柏炭10g，莲须10g，补骨脂10g，阿胶珠10g，益母草10g，地骨皮10g，荷叶10g，薏苡仁15g。

按语：患者舌瘦淡提示了肾虚失摄较为突出，苔白乃脾气虚弱之象，结合病史症状，出血淋漓不尽又舌瘦淡，辨证思路以肾虚不固为主，同时淋漓主血瘀，故患者为血虚血瘀的情况。病程已经持续半年之久，治疗以固为主，补肾止血为要。

柴老对绝经期出血患者的治疗思路提出以下几点意见：清热止血时可不用过分考虑维护血海情况，可用苦丁茶、寒水石等性寒之品，解除血海之热扰，以达到疗效，若为育龄期女性则要慎重使用；在服用一般调经药物时，主张在月经第五天服药为宜，主要是避免药物因素扰动血海，而出血患者可在月经第三天服药，以达止血之效果；对于清热药的选择，以入阴分的药物为主，要有固性，并走下焦，如地骨皮、墨旱莲、牡丹皮等，黄柏虽然药性主降，但苦寒过燥，对舌淡的患者不宜应用；补肾固冲止血药物首选菟丝子、莲须、侧柏炭，对保胎患者也是适用的；覆盆子固冲，偏温，配合补骨脂温肾固冲，再配墨旱莲补肾之阴阳又固冲，为一组药。出血期可再配合生牡蛎清热止血固冲。

本例患者以补肾固冲为主治疗，辅以清热化瘀，方中菟丝子配合覆盆子、生牡蛎、墨旱莲、补骨脂、莲须补肾固冲。侧柏炭止血，配合地骨皮清血中伏热，以达清热止血之功。益母草化瘀，配合阿胶珠滑利之性，既能养血，又可化瘀，以利瘀血排出。荷叶、薏苡仁清热利湿化浊。全方重点突出，对柴老的用药经验有较好的体现。

（3）以盆腔炎性疾病为主的患者：多见于病程较长的患者。病程日久，伤及阳气，易致湿浊不化，瘀滞于下焦，久病伤正，气虚不足，湿毒伏于胞脉，难以去除。在疾病的消耗与生化不足的双重因素下，患者往往表现出一系列气血不足的症状，如腰酸乏力、面色无华、腹部隐痛、月经量少色淡或结块、精神不济等。临床多见盆腔粘连性病症，如输卵管粘连或梗阻、盆腔炎性包块等。与嫩淡舌、肥淡舌相比，嫩淡舌以脾虚湿浊结聚又气血不足为主，肥淡舌以脾肾不足、湿浊蕴结为主，而瘦淡舌则偏于肾虚气化不利。在治疗中，解毒药物一定要慎重应用，避免再伤阳气。补肾健脾、温经散结、健脾化湿为主要治疗思路，在药物的选择上多考虑温性药物，如杜仲、荔枝核、薏苡仁等，佐用香附、炒蒲黄或茜草炭以助行气化瘀之力。

【病例】患者蒋某，女性，34 岁，北京人，2015 年 12 月 1 日就诊。

主诉：闭经 10 年，宫腔手术后月经后错 1 年余。

患者 2005 年因胎停育行清宫术。术后一直闭经 10 年。2014 年行宫腔镜检查发现宫腔粘连，行宫腔粘连松解手术治疗。术后行激素替代治疗 1 个月，之后停药。月经 1～2 个月一行，偶有轻度腹痛情况，白带可。今日来诊。

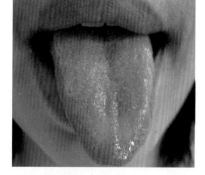

图 27　舌瘦淡、偏黯，苔白

刻见：月经后错，偶有轻度腹痛，无其他不适，无明显发热情况。纳食可，二便可。

舌瘦淡、偏黯，苔白（图 27）。脉细滑。

其他病史：无其他病史。

月经婚育情况：初潮 13 岁，5～6 天 /1～2 个月，经量可，末次月经 2015 年 11 月 1 日，上次月经 2015 年 9 月 19 日。结婚 11 年，孕 1 产 0。

辅助检查：2015 年 8 月 15 日查女性激素，FSH 10.5U/L，LH 2.41U/L，E_2 138pmol/L；2015 年 11 月 10 日查盆腔超声，子宫 3.9cm×3.9cm×4.2cm，内膜 0.75cm，左卵巢 3.2cm×1cm，右卵巢 3.1cm×2.1cm。两侧均有卵泡。

中医诊断：月经后期。

西医诊断：宫腔粘连术后。

辨证：脾肾不足，胞络瘀阻。

治法：健脾益肾，化瘀通络。

方药：太子参 12g，阿胶珠 12g，肉桂 2g，川芎 5g，墨旱莲 15g，山药 15g，白术 10g，丝瓜络 10g，瞿麦 6g，当归 10g，生甘草 6g，菟丝子 15g，月季花 6g。

按语： 患者清宫术后，湿毒乘虚侵袭胞宫，阻滞胞络，引发闭经。病程经年日久，渐伤脾肾。脾肾不足，气血生化不足，血海无继则亏虚，从而更加重病情。虽术后月经恢复，但仍然月经后错，并有腹痛不适。患者舌瘦淡为脾肾亏虚、气血不足之象。又舌色偏黯，结合病史及症状，仍有胞络瘀阻的情况。故治疗在健脾补肾的基础上，予以化瘀通络治疗。方中菟丝子、太子参、白术、山药健脾补肾；墨旱莲、阿胶珠补阴血之不足；当归、川芎、月季花活血化瘀；配合生甘草、丝瓜络解毒利湿通络，瞿麦引药下行，走胞宫以达化瘀、通胞络之功。少许肉桂引火归元、振奋肾阳，又避免燥性。全方一药多用，也是柴老组方的一大特点。

（4）胎动不安、胎漏的患者：见瘦淡舌虽仍可辨证为脾肾不足、胎元不固，但更加偏于肾虚不固。多为素体禀赋不足，或多次流产、生产、长期过度劳累，伤及脾肾。一般情况，妊娠时临床多见热象，若出现不足之象，则说明脏腑气血虚弱，不足以养胎，多感治疗困难。舌瘦为肾虚气血不足之象，又见淡舌，更显气血虚弱，阳气不足。在治疗中应加强固肾安胎之品，如菟丝子、覆盆子、莲须等，健脾多用太子参、山药、白术、茯苓等；同时根据具体情况应用止血、化湿、养血之法。

【病例】患者赵某，女性，27岁，北京人，2014年12月30日就诊。

主诉：停经43天。

患者末次月经2014年11月26日，停经43天，3天前发现已妊娠，患者因有多囊卵巢综合征病史，故来诊行进一步保胎治疗。

刻见：无明显不适情况，偶有晨起恶心情况。

舌瘦淡黯，苔薄白（图28）。脉沉滑。

其他病史：多囊卵巢综合征病史，曾服中药治疗。无其他病史。

月经婚育情况：初潮13岁，6天/26～27天，经量偏少，末次月经2014年11月26日。结婚3年，2年未避孕，之前无孕史。

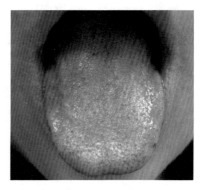

图28　舌瘦淡黯，苔薄白

辅助检查：2014年12月27日查HCG 2785U/L。基础体温在36.7～36.8℃。

中医诊断：早孕。

西医诊断：早孕。

辨证：脾肾不足，冲任不固。

治法：补肾健脾，固冲清热。

方药：覆盆子15g，荷叶10g，茯苓10g，苎麻根10g，佩兰3g，菟丝子15g，侧柏炭15g，白术10g，山药10g。

按语：患者有多囊卵巢综合征病史，曾2年未避孕不孕，早孕期多有胎元不固情况，一般需要保胎治疗。舌瘦淡提示患者已有脾肾不足的情况。结合病史、症状，辨证考虑，因舌偏瘦，在保胎治疗中以补肾固冲为主。方中菟丝子、白术补肾健脾，配合覆盆子、苎麻根、侧柏炭补肾固冲，茯苓、山药健脾安胎。荷叶、佩兰清热化浊。全方以固冲为主，用药少而精，思路明确。

4. 淡黯舌

同时具备淡舌与黯舌的特征，妇科疾病中的淡舌主要提示血虚、阳虚，常见脾肾阳虚、气虚、血虚。黯舌为瘀滞之象，多与其他舌色兼见，如淡黯、黯红等，也可同时兼有瘀斑。淡黯舌多因阳气不足，脏腑功能虚弱，使代谢产物不能及时清除而多瘀滞，致气血经脉运行不畅，变证丛生。同时也可因为阳气不足，推动气血无力，导致气血运行不畅，引起舌黯，所以柴老指出，黯舌所代表的气血运行不畅往往并非真有瘀血之象。总之，淡黯舌为虚实夹杂或虚证的舌象，治疗主要采用补肾健脾、活血化瘀、祛湿化痰、益气活血、养血活血等方法，根据具体病证而定。但在补益时不宜用收敛之品，以防加重瘀滞，同时也不宜用滋腻之品，以免导致运化不利，再添瘀滞之因。

（1）月经过少或闭经患者：见黯淡舌象应考虑是阳气不足、血虚、血瘀之象，或者气化不利，水湿内蕴，阻碍气血运行的表现，其中脾肾不足、气虚血瘀、血海亏虚较为常见。而阳气不足，脏腑功能低下，精血生化迟缓，又加重血海匮乏，继而更加亏虚。脏腑功能不足，则代谢产物不能及时清除而多瘀滞下焦，致使气血经脉运行不畅。治则多以健脾益气、补肾养血、去湿化瘀之法。用药多选用川续断、杜仲、益智仁、蛇床子、太子参、茯苓、薏苡仁、冬瓜皮、当归、桃仁、川芎等。其中川续断、杜仲、益智仁、蛇床子补肾温阳，太子参、茯苓、薏苡仁、冬瓜皮健脾益气利湿，当归、桃仁、川芎养血活血化瘀。淡舌避免应用酸敛药物，如乌梅、白芍、五味子等，以防敛邪。不宜应用补阴药物，以防滋腻。

【病例】患者周某，女性，30岁，成都人，2009年3月31日初诊。

主诉：闭经半年。

半年前因劳累出现闭经，间断经外院中医治疗，无明显改变，未做明确诊断。无其他不适情况，来诊。

刻见：闭经半年，末次月经2008年10月，白带可，腰酸怕冷，无腹痛情况，腹胀满，食欲不佳，无阴道干涩。眠可，二便调。

舌淡黯，苔白厚（图29）。脉细滑。

其他病史：既往无特殊。

月经婚育情况：既往月经规律，5天/30天，末次月经2008年10月，量中等，无痛经。结婚6年，未避孕不孕。

辅助检查：无。

中医诊断：闭经。

西医诊断：闭经。

辨证：脾肾不足，血海亏虚。

治法：健脾补肾，养血活血。

方药：何首乌10g，阿胶珠12g，女贞子15g，益母草10g，丹参10g，墨旱莲12g，莱菔子10g，桂枝3g，香附10g，鸡内金6g，菟丝子15g，川芎5g。

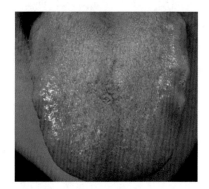

图29　舌淡黯，苔白厚

按语：闭经半年，舌淡提示气血不足、脾肾两虚等情况，舌黯多为有瘀滞之象。舌象淡黯的闭经常因脾肾不足，气血两虚，又有瘀滞。结合病史，患者6年未避孕不孕，考虑肾气不足，故不能摄精成孕。患者劳累后出现闭经，乃过劳后伤及脾肾，脾虚生化无源，气血不足，冲任失养，兼有肾气不足，鼓动血海无力，故月经闭止。舌苔白厚伴腹胀满、食欲不佳，也是脾虚不健之象。治疗中先施以莱菔子、鸡内金除胀开郁，健脾运化，祛痰理气；菟丝子、女贞子、墨旱莲补肾，配合少许桂枝提升阳气；

何首乌、阿胶珠养血，配合香附理血脉、防滋腻；益母草、川芎、丹参养血活血化瘀。全方攻补并用，但又各有重点。消积导滞是祛除困脾之因而达到健脾的目的；补肾兼顾阴阳，养血又注意理气化瘀的配合使用，总体达到补肾健脾、养血活血的目的。

（2）以月经量多、出血为主要症状的患者：呈淡黯舌象时则多考虑在脾肾不足、冲任不固的基础上有瘀血阻滞的情况。出血多见日久淋漓不尽的漏下患者，而血崩的情况较少见。出血期仍以固冲、止血为主。但多配合香附、益母草等以助止血化瘀；经前期则健脾补肾，佐以固冲、化瘀之品，如菟丝子、太子参、山药、覆盆子、益母草、茜草炭、女贞子等，或再加用生牡蛎、仙鹤草。在应用养阴血药物时，为避免滋腻之弊，多配合理气、化浊之品，同时应考虑水湿或痰湿内停所带来的影响。同样应根据具体情况，应用健脾利湿解毒之品，以防化热生毒。

【病例】患者胡某，女性，34 岁，北京人，2009 年 2 月 10 日就诊。

主诉：月经量多、淋漓，伴痛经 20 年。

患者从 13 岁初潮开始月经量多、淋漓，伴有痛经情况，一般痛经在经期持续 2 ～ 3 天，程度较重，曾应用激素治疗 2 个月。间断中药治疗，症状时轻时重。近期症状有所加重，经量转多，仍痛经。今日来诊。

刻见：月经量多伴痛经，无其他明显不适。纳食可，二便可。

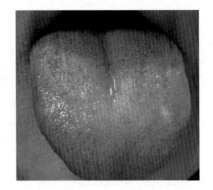

图 30　舌淡黯，苔白黄

舌淡黯，苔白黄（图 30）。脉细滑。

其他病史：既往子宫腺肌病病史，无其他病史。

月经情况：13 岁初潮，7 ～ 10 天 /30 ～ 37 天，经量前 3 天较多，之后淋漓，伴痛经，末次月经 2009 年 1 月 28 日。

辅助检查：盆腔超声提示，子宫内膜厚 1.2cm，子宫壁增厚回声不均，子宫 7.7cm×6.4cm×6.4cm，提示子宫腺肌病。

中医诊断：崩漏，痛经。

西医诊断：子宫腺肌病。

辨证：脾肾不足，浊热内阻。

治法：清热化瘀，补益脾肾。

方药：生牡蛎 15g，白芍 10g，地骨皮 10g，侧柏炭 10g，太子参 20g，合欢皮 10g，茜草炭 12g，川续断 15g，枸杞子 12g，杜仲 10g，桑寄生 15g，三七粉 3g。

按语：患者舌淡黯、苔白黄为脾肾不足，有瘀滞之象。舌苔提示瘀滞化热的趋势。结合病史症状，患者以出血、痛经为主症，辨证思路以脾肾不足、冲任不固伴血瘀为主。故在治疗用药方面，以固冲止血为主要治疗思路，结合清热化瘀。方中川续断、杜仲、桑寄生、枸杞子配合生牡蛎、侧柏炭补肾固冲、止血清热。太子参健脾，白芍缓急，地骨皮清血中伏热，合欢皮清心安神，茜草炭、三七粉化瘀止血止痛。全方补肾固冲调经。

（3）以盆腔炎性疾病为主的患者：见淡黯舌象主要为脾失健运，气血瘀滞又夹湿浊结聚，瘀滞胞络。多见于慢性反复发作的患者。盆腔炎性疾病以慢性病变和病程长久者多见，伴盆腔组织的粘连，从而影响妇女的各项生理功能。治法宜健脾补肾、化浊除湿、散结行气、清解余毒等，兼促气化。柴老强调要注重标本关系，不主张过用苦寒，以免重伤阳气，妨碍气化功能。同时不提倡用酸敛药，如乌梅、五味子等，恐其不利于炎症消退。临床常用药物有白术、茯苓、冬瓜皮、薏苡仁、当归、香附、枳壳、夏枯草、炒蒲黄、川芎、三七粉、杜仲等。若月经正常，则血分药不宜多用，痛经可加三七粉（月经干净后连服 5 天，或经期单服，不入汤药）。若出血淋漓，可待月经干净后重点用化瘀药，下一次月经临近时停药观察。黯舌为盆腔炎性疾病之常见舌象。若兼有瘀斑，可辨为气滞血瘀，治以清热解毒，需配伍行气活血药，如枳壳、益母草、茜草炭、川芎、郁金。若兼舌苔厚腻，可辨为痰瘀互结，治疗需配伍化瘀利湿药，如当归、茜草炭、炒蒲黄、金银花、瞿麦、茵陈、车前子等。

【病例】患者邵某，女性，39 岁，北京人，2016 年 1 月 5 日就诊。

主诉：下腹疼痛不适，反复发作 1 年余。

2014 年 11 月剖宫产术后 1 个月出现盆腔炎，应用抗生素治疗好转。1 年余以来，反复发作下腹部疼痛，伴腰部酸胀不适，无明显发热，带下较多。今日来诊。

刻见：腰酸腹痛，无发热，无其他不适。纳食可，眠安，二便调。

舌淡黯，苔白（图 31）。脉细滑。

其他病史：既往桥本甲状腺炎病史，未治疗。无其他病史。

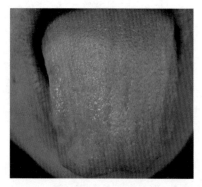

图 31　舌淡黯，苔白

月经婚育情况：初潮 14 岁，7 天/28 ～ 30 天，末次月经 2015 年 12 月 10 日，经量偏少，有痛经。结婚 9 年，孕 1 产 1。

辅助检查：2015 年 12 月 18 日查盆腔超声，子宫 5cm×4.9cm×4.5cm，内膜 0.7cm。

中医诊断：妇人腹痛。

西医诊断：慢性盆腔炎。

辨证：血瘀湿阻，肾虚肝郁。

治法：疏肝益肾，化瘀通络。

方药：生牡蛎 15g，北沙参 15g，茜草炭 10g，荷梗 10g，丝瓜络 10g，瞿麦 6g，炒蒲黄 10g，郁金 6g，桔梗 10g，夏枯草 10g，三七面 3g，杜仲 10g。

按语：患者舌淡黯、苔白，黯舌提示血瘀及气血运行不畅等情况，舌淡、苔白反映水湿、湿浊、脾虚失运、肾气不足等情况。结合病史及症状，以血瘀湿阻为主要辨证思路，并伴有肾虚肝郁的情况。治疗主要以化瘀通络为主，兼予补肾疏肝。方中生牡蛎配合茜草炭、炒蒲黄、三七面化瘀散结，丝瓜络、荷梗、桔梗化湿通络。郁金、夏枯草清热疏肝解毒，瞿麦下行、利水活血。杜仲、北沙参补肾益阴。柴老指出，湿浊在下焦往往引起血瘀、气滞、痰凝、络阻等诸多情况，故在治疗湿浊阻滞方面，提倡在利湿化浊的同时要注意化瘀、理气、通络、气化的相互配合。本患者以血瘀湿阻为主，故治疗中多选择化瘀通络等类药物。

（4）胎动不安、胎漏的患者：见淡黯舌，在用药时要谨慎。患者在脾肾不足、胎元不固的基础上又见气血瘀滞之象。妊娠时气血聚下以养胎，若气血虚弱，不足以养胎时，在治疗上多有困难。若出现瘀滞之象，用药则更加有顾虑。在应用健脾补肾、安胎药品的同时，如何化瘀则成为一个棘手的问题。淡舌中瘀滞之象多为痰湿、湿浊结聚所致，清利湿浊或痰湿多用荷叶、佩兰等，避免应用行气化湿之品。若瘀滞较重并有内热，舌见瘀斑同时舌苔厚腻，用药应避免行气活血之品，柴老主张在除湿化浊的同时应用清热药物，总之一定要以护胎为主。待痰湿祛除则瘀滞自消。

【病例】患者严某，女性，35 岁，北京人，2016 年 5 月 31 日来诊。

主诉：不良孕史 4 次，现孕 46 天，阴道少量出血。

患者 2009 年 2 月怀孕行人流术后，先后于 2010 年 6 月孕 9 周因胎停育行清宫术；2011 年 6 月孕 9 周因胎停育行清宫术，检查胚胎染色体有异常；2012 年 11 月生化妊娠，2013 年 7 月孕 24 周行引产术，检查胎儿唇裂；2015 年因闭经在外院诊断为"卵巢早衰"，一直服中药治疗，指标已明显好转，并有规律月经。1 周前发现怀孕，因出现阴道少量出血来诊保胎，末次月经 2016 年 4 月 15 日。

刻见：少量阴道出血，无腹痛及小腹下坠感，亦无其他明显不适情况。纳食可，眠可。

舌淡黯，苔薄白（图 32）。脉细滑稍数。

其他病史：既往"卵巢早衰"病史，服中药治疗一年余。无其他病史。

月经婚育情况：既往月经规律，5/30 天，经量中等，痛经（–）；结婚 7 年，孕 6 产 0。2009 年 2 月怀孕行人流术，2010 年 6 月孕 9 周因胎停育行清宫术，2011 年 6 月孕 9 周因胎停育行清宫术，2012 年 11 月生化妊娠，2013 年 7 月孕 24 周因胎儿唇裂行引产术。

辅 助 检 查：（2016 年 5 月 30 日 ）HCG 3731U/L，P 79.25nmol/L，E_2 1.00×10^6 pmol/L。

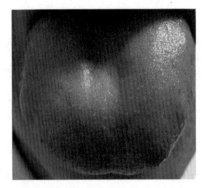

图 32 舌淡黯，苔薄白

中医诊断：胎动不安。

西医诊断：先兆流产。

辨证：冲任不固，血海伏热。

治法：止血安胎，清解虚热。

方药：覆盆子 12g，山药 12g，地骨皮 10g，金银花 10g，侧柏炭 15g，青蒿 5g，芦根 10g，竹茹 6g，苎麻根 10g，生甘草 5g。

按语：患者多次流产，血海损伤较重，肾气亏损。之后出现闭经，也提示了患者血海亏虚。虽经多次妊娠，但血海亏虚、肾气不固一直存在，今从舌象看到淡黯舌、苔薄白，考虑为肾虚不固并有瘀滞。柴老在保胎治疗中，针对瘀滞问题不主张应用活血养血之品，恐对胚胎不利，亦不主张应用补阴敛阴之品，恐过度滋腻，加重瘀阻症状，一般主张应用清热安胎固肾的方法。阴血下聚养胎多会生热，故清热在一定程度上可以解除热象，因为胎热也会伤阴，令阴血亏虚。方中覆盆子、山药、侧柏炭、苎麻根固冲安胎止血，配合地骨皮、青蒿、金银花、芦根以达清热安胎之功。竹茹化浊止呕，生甘草清热调和。全方简洁、明确，是柴老一贯的组方风格。

（二）红舌类

妇科疾病中出现红舌主要是有热之象，青壮年多见，常同时伴有阴血的不足或脏腑受伤。柴老指出，红舌是一种活跃的表现，也是一种邪气盛的表现，病程常常较短。在治疗原则方面，清热是重点。但在药品的选择方面，要根据具体的辨证和具体的疾病而定。因妇科疾病的热象往往伴随着阴血受伤，故不宜过用辛燥之品，以防再伤阴血。而且也应注意，女性体质本身阳气不足，长时间大量应用清热药物也会伤阳气。脏腑多责之心、肺、肾、肝、胃、大小肠等，治疗原则上多以清热、养阴之法为主。在具体舌象表现上，最常见的有嫩红舌、肥红舌、红绛舌、黯红舌等，并可伴有不同的舌苔表现，其中黄腻苔、白干苔、黄白苔、无（或少）舌苔等较有意义。

1. 嫩红舌

同时具有嫩舌与红舌的特征。前面提到嫩为虚证之舌，多为气血不足、水湿运化不利而表现出的舌象。再加上红舌的热象特征，总体辨证以气虚有热为思路，脏腑主要考虑心、肺、肾，同时要根据患者的具体疾病及表现做具体的辨证。用药方面，以清热的同时一定要考虑到此为虚象之舌，用药不可过猛，以免伤阳气；益气的同时也要考虑到此为有热象之舌，用药不可过于温燥，以免伤阴血。总之，用药要适应体质，以免再伤气血。

（1）月经过少或闭经患者：嫩红舌较为常见，红舌为有热之舌，而嫩舌为虚证之舌，两者结合表现在一起，对于月经过少或闭经患者主要提示了血海亏虚，阴血不足，兼有虚热的征象。同时嫩舌兼有气虚水湿不化的情况，在辨证用药中应予考虑。辨证思路一般考虑脾肾不足、脾虚湿盛、气血两虚、血虚有热等，且要根据偏红偏嫩的程度不同来具体认证。

用药方面应考虑以下几点：一是应用健脾益气化湿等药物时不宜过于温补，避免再伤阴血，常用太子参、茯苓、山药、荷叶等平和之品；二是应用补血养阴药物时为避免过于滋腻而生湿瘀滞的情况，多配以理气化浊药物一起应用，如用阿胶珠、女贞子、墨旱莲、熟地黄等配少许陈皮、枳壳、荷叶等；三是清热药物不宜过用，避免阳气受伤，导致寒湿凝聚，常用金银花、玉竹、槐花等；四是补肾宜平缓，而不宜过补，多用菟丝子、川续断、枸杞子等平补之品；五是不宜应用酸敛之品，避免收敛太过，不利于病情的恢复。

【病例】患者李某，女性，36岁，北京人，2004年12月14日初诊。

主诉：月经稀发4年，闭经7个月。

患者4年前因劳累过度，间断出现月经后错稀发的情况，经量尚可，无明显痛经，未曾治疗。近7个月，月经闭止。患者近4个月伴有潮热汗出、心烦失眠等症状，外院诊断为卵巢早衰，今日来诊。

刻见：闭经、潮热、汗出、失眠、性欲淡、阴道干涩、性交痛、双手晨起浮肿、足跟痛、腰痛、时有目赤便干、头痛、身痛、胸闷、烦躁、抑郁等症。

舌嫩淡红，苔薄白（图33）。脉沉滑。

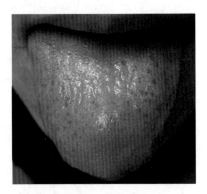

图33　舌嫩淡红，苔薄白

其他病史：既往患盆腔炎。

月经婚育情况：初潮 13 岁，既往月经规律 3/25 天，量中。结婚 13 年，孕 2 产 1，末产 1994 年 5 月。

辅助检查：2004 年 11 月 7 日女性激素测定，FSH 120.0 U/L。

中医诊断：闭经。

西医诊断：卵巢早衰。

辨证：脾肾不足，阴虚内热，血海亏虚。

治法：健脾养血，养阴清热，益肾调经。

方药：枸杞子 15g，川续断 15g，当归 10g，合欢皮 10g，夏枯草 12g，山药 12g，白术 10g，月季花 6g，首乌藤 20g，香附 10g。

按语：嫩红舌提示了脾肾不足，并有热之舌象。结合患者病史，劳累后伤及脾肾，气血生化无源，血海亏虚，肾气鼓动不利，故出现月经后错、稀发等情况。病久未治，病势渐深重，继而闭经。其热象主要考虑为阴虚内热，肾阴不足出现潮热、汗出、腰痛、性欲淡漠等症；心血不足致心神失养，故见心慌、睡眠欠安等症。

患者症状较多，看似病情复杂，实为久病引起。治疗宜缓图之，治本为主，兼顾诸症。方中白术、山药、川续断、枸杞子健脾补肾，为用药重点；当归、香附、月季花养血调经，和血疏肝；夏枯草清热疏肝，首乌藤养阴安神，合欢皮清心除烦，为兼顾诸症用药。全方用药简单，并不被诸多症状所左右，以治本为主，脾肾得健，阴血得充，则诸症自消。

（2）以月经量多、出血为主要症状的患者：见到嫩红舌，若出血量多，考虑多为脾虚有热，脾不统血，致血失固摄而出血且量多，治疗以急则治其标为主，以止血为要，应用清热止血兼益气健脾之品；若淋漓不尽，则考虑为肾气不足、冲任不固为主，治疗以补肾固冲止血，并兼用化瘀之法，以避免止血留瘀。总之，嫩红舌为虚证之舌象，故止血之中又要考虑补益与清热的配合。常用药物如生牡蛎、仙鹤草、侧柏炭、大蓟炭、小蓟炭、太子参、白术、山药、墨旱莲、女贞子、枸杞子、益母草等。

【病例】患者杨某，21岁，内蒙古人，2009年1月27日初诊。

主诉：月经淋漓不尽10年。

11岁初潮开始月经周期延长，多在30天以上；伴淋漓不尽，且多在20天以上，最长淋漓出血半年。无腹痛情况，也无其他不适。今日来诊。

刻见：阴道少量出血，无腹痛，纳食可，眠可，二便调。

舌嫩红，苔白（图34）。脉细滑无力。

其他病史：既往体健。

月经婚育情况：11岁初潮，10^+天/30^+天，时有淋漓出血半年。末次月经2008年1月6日。未婚，无性生活史。

辅助检查：无。

中医诊断：崩漏。

西医诊断：月经失调。

辨证：脾肾不足，冲任不固。

治法：健脾补肾，固冲清热。

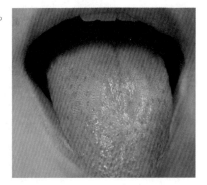

图34　舌嫩红，苔白

方药：枸杞子15g，太子参12g，生牡蛎15g，杜仲10g，菟丝子15g，青蒿6g，女贞子15g，覆盆子15g，扁豆10g，茵陈10g，柴胡3g，合欢皮10g。

按语：患者舌嫩红、苔白，结合以淋漓不尽为主症、初潮开始从未正常，提示了素体肾虚不固的情况。舌嫩以虚为主，舌红为有热之象，故辨证以脾肾不足、冲任不固为主要思路，又有热象存在，治疗中也要兼顾。方中以菟丝子、太子参补肾健脾，配合杜仲、扁豆以加强功效。生牡蛎、覆盆子固冲，青蒿、柴胡、茵陈、合欢皮清气分、阴分之热，女贞子、枸杞子养阴清热。本方治本为重点，补肾固冲为主要治疗思路。

（3）以盆腔炎性疾病为主的患者：嫩红舌应主要考虑虚证的情况，一般来说热毒不重，更多是体现了气虚湿浊运化不利，渐生湿毒化热的情况。柴老指出，慢性盆腔炎性疾病会引起女性经、带、胎、产等多方面病证，患者经常因腹痛、不孕、月经失调等情况就诊。红舌情况较多见，其中嫩红舌要引起注意的是，此为虚证为主的舌象，毒热不是主要的辨证方向，故应用清热解毒药物要慎重，避免重伤阳气。应以益气化湿、解毒通络，配合养血化瘀等为主要的立法思路，还要根据患者的具体情况而变化。常用药物有太子参、茯苓、薏苡仁、丝瓜络、败酱草、野菊花、荷叶、荷梗、当归、丹参等。

【病例】患者高某，女性，40岁，北京人，2014年3月18日就诊。

主诉：结婚16年，未避孕不孕10年。

1997年结婚，分别于1997年药流一次、2002年胎停育清宫一次。2004年开始未避孕而10年未怀孕。曾于2011年查输卵管左侧粘连上举、右侧阻塞。偶有轻度腹痛，白带可，无其他不适情况。今日来诊。

刻见：月经量偏少，目前无腹部疼痛不适，白带偏多，无其他不适。纳食可，二便可。

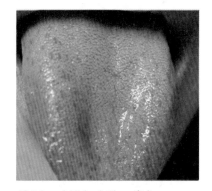

图35　舌嫩红略黯，苔白

舌嫩红略黯，苔白（图35）。脉细滑。

其他病史：既往体健，无其他病史。

月经婚育情况：初潮13岁，7～8天/22～24天，经量中等，末次月经2014年3月11日。

辅助检查：2013年12月15日查女性激素，FSH 17.9U/L，LH 4.43U/L，

E_2 296.46pmol/L。

中医诊断：不孕。

西医诊断：卵巢功能不足。

辨证：湿热伤阴，胞络阻滞。

治法：清热养阴，利湿通络。

方药：北沙参 15g，砂仁 5g，枳壳 10g，荷叶 10g，茵陈 10g，月季花 6g，绿萼梅 6g，桃仁 10g，当归 10g，墨旱莲 15g，女贞子 15g，生甘草 5g，瞿麦 6g，大腹皮 10g，川芎 5g，丝瓜络 10g。

按语：患者舌嫩红苔白，结合病史及症状，提示了水湿不化致舌质水嫩而苔白，湿热伤阴而致舌红，胞络阻滞为不孕的主要原因之一。嫩舌虽有脾肾不足的情况存在，但在这里不是主要的辨证方向。治疗中利湿浊化瘀滞是主要的用药方向，而针对湿热伤阴的用药也应该是组方的重点之一。方中茵陈、砂仁、荷叶、瞿麦、大腹皮、丝瓜络相互配合，达到利水化湿通络的目的。北沙参、女贞子、墨旱莲养阴清热。枳壳、绿萼梅、月季花、桃仁、当归、川芎疏肝理气、活血化瘀，同时也可解除养阴药物的滋腻之弊。生甘草解毒、调和诸药。柴老指出，慢性盆腔炎的辨证中湿阻、血瘀是主要的因素，这与疾病本身的性质有关。而用药的选择是根据舌象、脉象及病史、症状等综合考虑的。

（4）胎动不安、胎漏的患者：嫩红舌与淡舌相比，病情相对要轻。女性妊娠期气血内聚养胎，本就常会见到红舌，故在此更多要考虑的是舌嫩的情况。此时的嫩舌多为气虚不固的情况，也为脾肾不足，但程度较轻。用健脾补肾、清热安胎治法为佳。太子参、菟丝子、苎麻根、莲须、墨旱莲、覆盆子为常用之品。

【病例】患者郭某，女性，36 岁，北京人，2015 年 11 月 24 日就诊。

主诉：妊娠 46 天，阴道少量出血 2 天。

患者末次月经 2015 年 10 月 10 日，6 天前发现已妊娠，2 天前劳累后出现阴道少量出血，偶伴有轻度腹痛情况，今日来诊求治。

刻见：目前阴道少量咖啡样分泌物，无明显腹痛，无恶心、呕吐情况，无腹泻。纳食可，二便可。

舌嫩红，苔薄白（图 36）。脉细滑。

其他病史：既往体健，无其他病史。

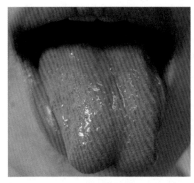

图 36　舌嫩红，苔薄白

月经婚育情况：初潮 13 岁，5 ～ 7 天 /28 ～ 30 天，月经量可，无明显痛经，末次月经 2015 年 10 月 10 日。结婚 10 年，孕 2 产 0，末次人工流产 2010 年。

辅助检查：2015 年 11 月 20 日，E_2 1670.31pmol/L，P ＞ 190.2nmol/L，HCG 29357.8U/L；2015 年 11 月 24 日盆腔超声，胎囊 2.9cm×1.2cm，未见胎芽胎心。

中医诊断：胎漏。

西医诊断：先兆流产。

辨证：脾肾不固，热扰胎元。

治法：健脾益肾，清热安胎。

方药：覆盆子 12g，白术 10g，茯苓 10g，山药 10g，苎麻根 6g，荷叶 10g，菟丝子 15g，莲子心 3g，莲须 6g，枸杞子 10g，侧柏炭 15g。

按语：患者妊娠后出血、舌嫩红，提示两点。一方面嫩舌为虚象之舌，提示了因虚而致冲任不固；另一方面舌色红，提示了热象，出血有热扰胎元的因素。故治疗思路在固冲与清热两方面。方中柴老应用覆盆子配合菟丝子、白术、山药、茯苓以补肾健脾固冲。莲子心、苎麻根、荷叶清热安胎。莲须配合覆盆子固冲收敛，侧柏炭固冲止血，枸杞子养阴清热。

全方以舌象为主要辨证依据，用药简洁明确。

2. 肥红舌

为舌形肥大、胖大，舌色偏红之舌。前面提到，肥舌是以虚实夹杂为主的舌形，虚多为脾肾不足，实可见于夹湿、夹痰、夹热、夹瘀等。而肥红舌是以夹热为主之舌。结合起来考虑，一般辨证思路为脾虚或肾虚，或脾肾两虚夹有热象。肥舌中常伴有齿痕，多为水湿不化之象。观其齿痕之深浅也可推理其病情深重和病程之长短。这样在治疗标本缓急的选择上，也可作为参考因素之一。同为肥红舌象，不同疾病，其辨证用药的思路也不尽相同。

（1）月经过少或闭经患者：此类患者中，嫩红舌与肥红舌的辨证思路最主要的区别在于前者以正虚为主，而后者是以邪实为主。相应的治疗区别在于，嫩红舌是以补虚为主，而肥红舌是以祛邪为主。但是，在以月经量少或闭经为主的疾病中，邪热伤及阴血，又伴有脾肾的不足，导致阴血化生不足，应是主要的因素，这样虚证在其中也是主要原因。治法上以健脾补肾、清热利湿为主，在应用健脾补肾药物时要配合利湿理气药物。一方面水湿困脾，舌肥有水湿不化之象，健脾同时必要利湿；另一方面补肾药物多滋腻，配合理气化湿药物可防滋腻生瘀滞。清热药物的应用要注意不能太过，以防伤阳气，同时患者又有水湿不化的情况，清热时更应考虑。药物多用太子参、茯苓、薏苡仁、冬瓜皮健脾利湿清热，菟丝子、枸杞子、女贞子、川续断等补肾，配合枳壳、荷叶、泽兰等理气化浊；清热药物宜选择平和之品，如金银花、玉竹、莲子心、地骨皮、生甘草、芦根、白茅根、生槐花等，用量要轻，避免日久伤阳气。应用血分药物同时也要回避辛热之品，以免生热伤阴。多选用当归、丹参、月季花、桃仁等药味，一般在方中用作佐助之品。

【病例】患者姚某，女性，28 岁，四川省广元市人，2002 年 7 月 8 日初诊。

主诉：间断闭经 8 年。

患者月经初潮 14 岁，既往月经规律 5 天 /30 天，量多。17 岁患肺结核，伴咳嗽、潮热，经抗痨治疗 3 年后痊愈，20 岁出现闭经，未予治疗。闭经半年后出现月经来潮，5 天 /40 天，半年后又渐至闭经。2000 年 4 月至 2001 年 8 月口服结合雌激素（倍美力）加黄体酮治疗，有周期性阴道出血，停药后再次闭经。近一年未做治疗，今日来诊。

刻见：闭经，阴毛、腋毛已有脱落，阴道干涩，有明显脱发现象，无潮热、心烦等情况。纳可，眠佳，二便调。

舌肥红，苔白干（图 37）。脉沉滑数。

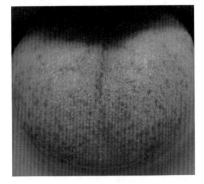

图 37 舌肥红，苔白干

其他病史：既往 17 岁时患肺结核。

月经婚育情况：月经初潮 14 岁，既往月经规律 5 天 /30 天，量多。未婚。无性生活史。

辅助检查：2000 年 4 月 14 日女性激素测定，E_2 90.15pmol/L，FSH 105.0U/L，LH 42.25U/L，PRL 0.01nmol/L，T 0.01nmol/L。2002 年 3 月 13 日 B 超检查，子宫前位，3.3cm×3.1cm×2.3cm，内膜线状，右卵巢 2.5cm×1.2cm×1.0cm，左卵巢未探及，未见卵泡发育。

中医诊断：闭经。

西医诊断：卵巢早衰。

辨证：肾阴不足，血海伏热。

治法：清热疏肝，补肾养血。

方药：菊花 12g，茵陈 12g，地骨皮 10g，金银花 12g，荷叶 10g，栀子5g，玉竹10g，北沙参30g，夏枯草12g，玫瑰花5g，合欢皮10g，百合12g。

按语：肥红舌提示着热象夹杂气滞、气虚、水湿等情况。结合病史，患者肺结核病史多年，伤肺肾之阴，阴虚生热；又闭经日久，必情志不畅，肝郁生热，故表现为舌红而肥。毛发脱落，说明阴血亏虚，肾阴不足。在治疗中以清热为主，兼顾理气补肾。菊花、金银花、夏枯草、栀子着重清热；茵陈、荷叶清热化浊；地骨皮清血中伏热；玉竹、北沙参、百合养阴清热；玫瑰花、合欢皮疏肝、清心热。全方重点突出，从整体认证，达到了清热养阴的目的。

（2）以月经量多、出血为主要症状的患者：应注意肥红舌是以虚实夹杂为主要辨证思路的，内热迫血妄行是一方面，而气虚不摄也是主要的原因之一。这与嫩红舌以虚为主、以热为辅的辨证思路是有区别的。而水湿不化、水湿内停则不是辨证考虑的主要内容，故总的辨证思路以脾虚不摄、肾气不固、热迫血行为主，也可伴有血虚、血瘀、邪毒内侵、湿热内蕴等兼见证候，所以在治疗上以清热止血、益气固冲为主要思路，但也应根据病情的轻重缓急来调整用药的轻重、先后。清热止血药物主要应用侧柏炭、大小蓟（炭）、苎麻根、藕节等。血有伏热可加用白茅根、地骨皮等；如果兼有瘀血，可根据病情加用三七、茜草炭等；益气固冲主要应用太子参、覆盆子、菟丝子、墨旱莲、仙鹤草等。柴老指出，出血日久的患者往往又因正气不足而导致邪毒内侵，出现腹痛下坠、发热、舌苔厚腻或黄厚（腻）等毒热内蕴或湿热内蕴的情况，要引起重视。在未出现相关症状的时候，用药就要预防性佐以清热解毒药物，如金银花、连翘、荷叶等；如果出现相关症状，在治疗用药中就要加大清热解毒、清热利湿的力度，以免变证丛生，加重治疗的难度。

【病例】患者李某，女性，24岁，北京人，2009年6月23日初诊。

主诉：月经提前伴淋漓不尽 8 年。

初潮 15 岁，第一年月经规律，5 天 /30 天，经量中等。16 岁开始出现月经周期变短，一般 10 ～ 15 天一次月经，带经时间 7 ～ 8 天，已约 8 年未愈，现月经量少淋漓。无痛经及其他不适。间断服用中药治疗，疗效不满意。今日来诊。

刻见：月经量少淋漓，周期短，无腹痛，白带可，纳食可，二便调。

舌肥红、偏黯，苔白厚（图 38）。脉细滑。

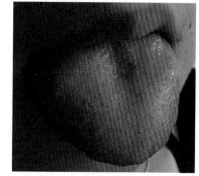

图 38　舌肥红、偏黯，苔白厚

其他病史：既往体健，无其他病史。

月经婚育情况：初潮 15 岁，7 ～ 9 天 /10 ～ 18 天，量少淋漓。末次月经 2009 年 6 月 21 日，前次月经 2009 年 6 月 3 日。未婚，否认性生活史。

辅助检查：2008 年 12 月 29 日查女性激素，T 2.79nmol/L，E_2 150.85pmol/L，LH 23.77U/L，PRL 0.32nmol/L，FSH 3.46U/L，P 3.34nmol/L；2008 年 12 月 27 日查盆腔超声，子宫 4.5cm×2.8cm×3.9cm，内膜不厚，内见多个卵泡，左最大 0.8cm，右最大 0.6cm。

中医诊断：崩漏。

西医诊断：多囊卵巢综合征。

辨证：肾虚不固，血瘀伏热。

治法：补肾固冲，化瘀清热。

方药：北沙参 15g，地骨皮 10g，合欢皮 10g，丹参 10g，莲子心 3g，菟丝子 15g，远志 6g，生甘草 6g，何首乌 10g，丝瓜络 10g，川芎 6g，车前子 10g，寒水石 5g。

按语：患者舌象为舌肥红、偏黯，苔白厚，结合月经周期短并淋漓不尽的情况，考虑患者以肾气不固为主，并有热象。月经淋漓不尽应考虑有瘀血停滞，客夺主位，导致血不归经的情况，舌红质黯，提示有瘀血的存在。而患者以月经淋漓为主，出血不多，治疗以治本为主，无须重予止血。在用药上，可在菟丝子补肾固冲的基础上应用地骨皮、合欢皮、莲子心、远志、生甘草、寒水石清热。其中地骨皮可清血中伏热，少用寒水石，以防清热凉血时寒性太过；莲子心、合欢皮、远志相配合，清心热以安神；生甘草清热解毒；丹参凉血活血养血，配合川芎以活血化瘀，配合北沙参、何首乌以养阴血；丝瓜络利水通络，车前子走下，有引药下行的作用，同时利湿活血。全方没用止血药物，其中补肾清热化瘀为重点，完全与舌象相呼应。

（3）以盆腔炎性疾病为主的患者：在辨证方向上与闭经和出血患者不同，肥红舌象在此病证中以湿热蕴结、湿毒内蕴为主要辨证思路。由此可见，相同舌象、不同疾病，其辨证思路不同，这与疾病本身的特点是分不开的。治疗以清热祛湿、解毒化瘀为主要思路，同时要注意，清热要顾护阳气，祛湿勿要过燥，解毒不要伤正，化瘀并用通络。需要提出的是，此类患者同时多伴有舌苔的变化，如白厚苔、白干苔、黄厚苔、黄腻苔、黄白苔、花剥苔等，主要反映了肠胃虚实、气机升降与运化，以及邪正进退，也多与患者疾病证候中的湿热盛衰、病程长短、脏腑功能强弱、饮食习惯等有关，这也是用药选择的重要参考因素。如患者见白厚苔，考虑湿浊较重；白干苔，考虑湿热伤津或脾虚不能上布津液；黄厚苔，考虑湿热内蕴；黄腻苔，考虑湿浊生热；黄白苔，乃蕴湿生热之象；花剥苔，则要根据剥苔的部位考虑受伤的具体脏腑。用药时都有一定的侧重点。祛湿浊的药也多根据不同季节有所选择，如夏天需注意暑湿的问题，酌加藿香、佩兰；冬季侧重寒湿内蕴，适当用温化的药物等。

【病例】患者吴某，女性，26 岁，北京人，2013 年 1 月 8 日就诊。

主诉：未避孕不孕 2 年。

2011 年人工流产术后出现下腹部酸痛不适情况，未予诊治，半年后症状缓解。2 年来未避孕未能怀孕，在外院做输卵管造影提示左侧输卵管阻塞，右侧通而不畅且有粘连上举。今日来诊求治。

刻见：偶有下腹部酸胀不适，无腹泻情况，月经量少、无痛经。纳食可，二便可。

舌肥红偏黯，苔厚（图 39）。脉细滑。

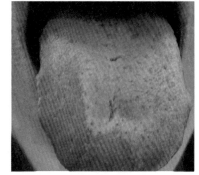

图 39　舌肥红偏黯，苔厚

其他病史：既往体健，无其他病史。

月经婚育情况：初潮 12 岁,7 天 /30 天，经量偏少，末次月经 2012 年 12 月 12 日。结婚 2 年，婚前孕 4 产 0，末次人流 2011 年 3 月。

辅助检查：2012 年 6 月做输卵管造影，提示左侧输卵管阻塞，右侧输卵管上举，通而不畅。

中医诊断：不孕。

西医诊断：慢性盆腔炎。

辨证：湿毒蕴结，胞络瘀滞。

治法：清解湿毒，化瘀通络。

方药：野菊花 10g，荷梗 10g，川芎 5g，香附 10g，延胡索 10g，土茯苓 15g，夏枯草 10g，青蒿 6g，地骨皮 10g，茵陈 10g，泽兰 10g，柴胡 3g，三七粉 3g。

按语：柴老指出，慢性盆腔炎症状百端，由于盆腔粘连是主要的病理特征，故很多患者往往是以不孕为首诊的。本例患者就是一例，患者本身无明显不适情况，而 2 年不孕，经检查发现输卵管粘连堵塞才前来就诊。

这样在辨证时，舌象的参考就尤为重要了。患者舌肥红偏黯、苔厚，结合病史症状，毒热、湿热、瘀滞为主要的辨证思路。故在治疗中以清解湿毒、化瘀通络为主要治疗方向。而舌苔厚考虑湿浊较重，用药又要有一定的侧重点。方中野菊花清热解毒，配合青蒿、地骨皮、柴胡、夏枯草加强清热、透热、解毒之功。茵陈、土茯苓、泽兰、荷梗共同达到化湿浊之功，荷梗又兼通络之能。川芎、香附、延胡索、三七粉活血化瘀、舒肝止痛、理血脉。对于此患的辨证，舌象是重点，辨证用药均围绕着舌的肥、红、黯、厚这几点来考虑认证和治法。

（4）胎动不安、胎漏的患者：见此舌象主要考虑两方面。一方面肥舌多气虚，以固摄不足为主；另一方面红舌多热证，热扰胎元。两方面共同影响，导致胎动不安或胎漏的情况。这与嫩红舌以气虚为主尚有不同。在治疗思路上以清热安胎为主，同时注重益气固摄。但益气药物多温热之性，不宜多用，用药选择以固涩药物为主。清热安胎多选用苎麻根、椿根白皮、百合、莲子心等，益气药物多选用太子参、山药等，补肾固涩药多选择覆盆子、菟丝子、墨旱莲、莲须等。对于保胎的患者，柴老用药选择非常慎重，选择清热药物很少过于苦寒之品，恐伤阳气，不利于安胎。通常也不选择温肾助阳之品以补肾，恐动阳扰胎。同时，应用养阴补血药物也不建议过于滋腻之品，恐生瘀滞，且易碍胃，不利于运化。柴老强调治疗胎动不安、胎漏的患者要抓住重点，用药要专而少，达到目的即可。

【病例】患者李某，女性，34岁，北京人，2007年12月7日初诊。

主诉：孕4个月，情绪紧张、多梦。

患者有2次不良孕史，此次怀孕4个月零2周，孕后服鹿茸、人参等大量补药1个月，出现失眠、多梦情况。梦中自觉阴道抽搐或有明显性梦，晨起精神差，情绪紧张。近日因出现阴道少量褐色分泌物来诊求治。

刻见：失眠、多梦，情绪紧张，口唇干，纳食可，大便正常。

舌肥红略黯，口唇红，苔薄白（图40）。脉沉细弦。

其他病史：既往体健，无其他病史。

月经婚育情况：14岁初潮，5天/30天，结婚6年，孕4产0，人流2次，自然流产1次。

辅助检查：无。

中医诊断：胎动不安。

西医诊断：先兆流产。

辨证：肾虚火旺，心肾不交。

治法：养阴清热，保胎安神。

方药：北沙参20g，莲子心3g，

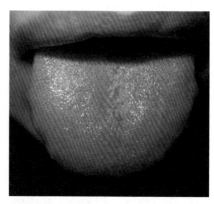

图40　舌肥红略黯，口唇红，苔薄白

墨旱莲15g，女贞子20g，金银花15g，藕节30g，青蒿5g，地骨皮10g，黄芩10g，钩藤10g，乌梅6g，莲须15g，苎麻根6g，远志5g。

按语： 柴老指出，患者舌肥红略黯、脉沉细弦对于怀孕4个月的孕妇来说均不是好现象（怀孕4个月应为沉滑有力的脉象），这可能与患者妄补肾阳，相火妄动，损伤肾阴有关。妊娠期间，阴血下聚冲任以养胎，使五脏往往处于阴血偏虚而阳气偏盛的情况。若妄用壮阳补品，导致相火妄动，往往引起胎动不安，肾水不能上济心火会导致心肾不交，出现情绪紧张、心烦、失眠、多梦等情况。患者夜梦性交为心肾不交之象。治疗宜养阴清热，固冲安胎。

用药时要注意：第一，养阴固冲药物中不能用过分酸敛药，会影响胚胎发育，造成子宫收缩，如五味子、生牡蛎等；第二，清热时不能用泻火的药，药物选择要以平稳为主，如泽泻走下不宜用，过分苦寒药如川黄柏、寒水石多不用；第三，治疗时多配合饮食调理，宜吃白米粥、藕、青菜、西瓜、梨等。

本方柴老重用北沙参补肺金、滋肾水，配合莲子心、女贞子、墨旱

莲、远志以达水火既济，相互协调之功；苎麻根、莲须固冲安胎，配合藕
节、黄芩达到清热止血安胎之功；金银花、青蒿、地骨皮清阴分之热；钩
藤、远志安神定志，乌梅敛阴。全方以清热安胎为主，兼顾诸症，以达安
胎之疗效。

3. 红绛舌

反映热象较为常见的舌象。妇科疾病见红舌多为实热伤阴、血热伤
阴，常同时伴有脏腑受损等情况。当热病日久，深入血分，引起阴血不足
而血分伏热的表现，这时就表现为绛舌。该舌象多在病情较重时出现，一
般治疗周期较长，多见于慢性病或炎症慢性期。这又是一个动态的过程，
在整个过程中，患者多会表现为红绛舌。在治疗原则中，清热养阴为重
点，同时要注意清血中的伏热。同时也要根据情况化瘀，以消除血中之瘀
滞。同时用药不宜过用活血之品，以防活血过度易引起月经改变。还要注
意清热药物不要长时间、大量应用，以免伤阳气或增加湿浊凝聚。

（1）月经过少或闭经的患者：此舌象是较为常见的舌象之一。阴血耗
伤，血热伤阴，导致冲脉血海不足而引发闭经，其常见舌象多为红绛舌。
热盛则偏红，若邪热深入血分，伤及脏腑阴血较重，则更偏于绛舌。其病
因病理较为复杂，后面将详细论述。在症状表现上，除闭经或月经过少之
外，也会出现脏腑不同程度受损的临床表现，如心慌、心烦、失眠、口舌
生疮等心血不足、心经有热的症状；或见痤疮、便秘、毛发干枯、皮肤干
燥等肺阴不足、阴液耗伤的症状；或见头痛易怒、口苦便秘、胁痛腹胀等
肝血不足、肝脾不和、阳明积热等症状；或症见腰膝酸软作痛、下肢无力
足跟痛、白带减少等肾阴不足之症状。在治疗方面，总以清热养阴、调
和脏腑功能为主要手段。治疗要分阶段，初期以祛邪为主，兼调和脏腑功
能，养阴血的药物要少用，以避免滋腻留邪。后期滋阴养血力度可加大，

但又要注意配合理气化瘀之品，以免使脾胃负担过重，影响脏腑功能的协调。同时要避免应用温燥药物，以防再伤阴血。

【病例】患者唐某，女性，32 岁，湖北人，2005 年 4 月 1 日初诊。

主诉：闭经 2 年。

患者月经初潮 13 岁，既往月经规律，7 天 /30 天，量中，末次月经 2002 年 10 月。2 年前精神抑郁、学习紧张后，出现闭经至今。2002 年 10 月至 2004 年 5 月用黄体酮治疗，初起有撤退性出血，3 个月后用药也无撤退性出血。2004 年 5 月至 2005 年 3 月间断用枸橼酸氯米芬（克罗米芬）加己烯雌酚、黄体酮或戊酸雌二醇环丙孕酮（克龄蒙）或结合雌激素（倍美力）等药物治疗，2005 年 3 月 31 日人工周期后月经来潮，至就诊时无自然月经。

刻见：潮热、汗出，性欲淡漠，带下量中，烦躁，夜寐欠安，大便正常。

舌绛红，苔黄薄（图 41）。脉细滑。

其他病史：既往体健。

月经婚育情况：13 岁月经初潮，既往月经规律 7 天 /30 天，量中等，末次月经 2002 年 10 月。结婚 8 年，1996 ～ 1998 年行人工流产 3 次，1998 ～ 2001 年行药物流产 2 次。

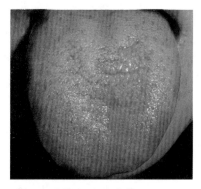

图 41　舌绛红，苔黄薄

辅助检查：2004 年 11 月 7 日雌激素测定，E_2 73.2pmol/L，FSH 70.0U/L，LH 22.0U/L，PRL 336.7nmol/L。

中医诊断：闭经。

西医诊断：卵巢早衰。

辨证：肾虚肝郁，血亏经闭，血海伏热。

治法：舒肝补肾，清热养血。

　　方药：北沙参 30g，泽兰 10g，桑寄生 10g，杜仲 10g，益母草 10g，竹叶 10g，金银花 5g，生甘草 5g，绿萼梅 10g，丹参 12g，苏木 10g，女贞子 20g。

　　按语：患者系因一段时期内精神抑郁、学习紧张出现卵巢早衰。前面提过，舌绛红提示了血海有热，阴血受伤，患者舌苔黄薄提示了气分有热或胃肠积热。用眼、用脑过度是劳逸损伤的重要表现形式，肝开窍于眼，脑为髓海、通肾，用眼、用脑过度，肝肾阴血受伤。又长期精神抑郁，肝气不舒，日久成郁，肝郁易生内热，热邪又灼伤阴血。阴血不足，血海无继而空虚，无血以下，又肾虚鼓动血海不利，则见经闭；阴虚生热，故见烦躁、易怒；多次流产，耗伤肾阴，肾阴不足，阴虚火旺，故见潮热、汗出；肾阴不足，水火不能既济，心火偏旺，心神不安，则见心慌、眠欠安。脉细滑提示血海受伤，但阴血尚未枯竭。结合病因及舌脉，辨证属肝肾郁热，血亏经闭。全方重用北沙参、女贞子以养阴清热，补肺肾之阴；金银花、竹叶、生甘草清热兼有解毒之性，泽兰、益母草、苏木、丹参活血之中又有清热、化瘀、养血之性；绿萼梅疏肝理气解肝郁，又可防滋阴导致气机阻滞。全方以养阴清热为主，养血活血为辅，兼以疏肝。而辨证立法是根据舌象的表现，结合病史所得。

　　（2）以月经量多、出血为主要症状的患者：见此舌象多为血海有热，热迫血行；或阴虚，血中伏热扰动，使血海不安，导致血非经期而下等情况。前者多出血量多；后者多为漏下，经血淋漓不尽。对于病情的判断，柴老多将舌象与脉象相互参照。若脉象数大，无论是否有力，柴老认为都是病情还在进展的征象，所谓"脉大病进"。治疗以清热止血固冲为法，以止血为要。若脉象转沉细，则属病情渐退，治疗多以清热养阴、固冲止血为法。治疗总以清热固冲为主。同时根据舌象中偏红偏绛的情况，在用药方面也有所选择。一般来说，以养阴、凉血为主，佐以清热。固冲要结合止血，同时避免应用温补药物，避免伤阴血。柴老治疗此类患者用药并不多，但因认证准确，用药到位，往往疗效颇佳。

【病例】患者杨某，女性，28 岁，北京人，2009 年 5 月 12 日初诊。

主诉：月经淋漓不尽 3 个月。

患者 2009 年 2 月开始月经量少、淋漓不尽，出血 1 个月未停，于外院服用黄体酮撤血治疗，月经后停止出血 2 天，再次少量阴道出血，点滴出血，量少不尽。无腹痛及其他不适。5 月 3 日血止，5 月 10 日再次少量出血。今日来诊。

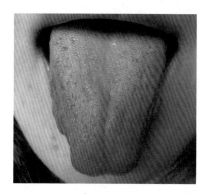

图 42　舌红绛，苔白腻

刻见：阴道少量出血，偶有小腹疼痛，无其他不适，否认近 3 个月有性生活史。

舌红绛，苔白腻（图 42）。脉沉弦细。

其他病史：既往体健，无其他病史。

月经婚育情况：初潮 14 岁，5 ～ 7 天 /30 天，经量中等，末次月经2009 年 5 月 10 日。结婚 3 年，孕 1 产 0，2006 年行人工流产一次，术后月经正常。

辅助检查：2009 年 4 月 19 日查雌激素，E_2 106.68pmol/L，T 3.50nmol/L，P 1.43nmol/L，PRL 20.98nmol/L，FSH 4.7U/L，LH 7.12U/L；2009 年 3 月20 日查盆腔超声，子宫 5.2cm×4.0cm×4.1cm，内膜 0.7cm。双侧卵巢内可见多个无回声区。

中医诊断：崩漏。

西医诊断：多囊卵巢综合征。

辨证：下焦湿热，扰动血海。

治法：利湿养血，清热益肾。

方药：车前子 10g，丝瓜络 10g，女贞子 10g，阿胶珠 10g，月季花 6g，夏枯草 10g，黄芩 10g，金银花 10g，地骨皮 10g，莱菔子 12g，土茯苓 20g。

按语： 患者舌绛红、苔白腻，考虑一方面血海有热，一方面有痰湿或湿浊、湿热等情况。结合病史症状，辨证思路为血海伏热，热扰血海，致血不归经；湿浊与热相合，形成下焦湿热，故有此舌象。清血海伏热、清利湿热为主要治疗思路。方中地骨皮有清血海伏热之功，配合女贞子、阿胶珠清热滋肾养血，配合夏枯草、黄芩、金银花清热解毒燥湿，车前子、莱菔子、土茯苓利湿浊、化痰湿，车前子还有引药下行的作用，月季花通经化瘀。全方依据舌象，以清热养血化湿为主，思路明确。

（3）以盆腔炎性疾病为主的患者：此舌象较为常见，多为热毒蕴结伤及阴血所表现的征象。与嫩红舌、肥红舌所表现的气虚湿浊不化之象不同，热盛或湿毒伤阴、肾阴不足等证候多表现为红绛舌，出现腹痛、发热、痛经、腰酸痛、心烦、眠差等症状。

治疗中要注重观察偏红、偏绛的情况。红绛偏红者多治以清热解毒、凉血利湿，多用金银花、紫花地丁、川楝子、土茯苓、竹叶、石韦、黄芩、野菊花、槐花等；若红绛偏绛者多治以清热解毒、凉血养阴，多用金银花、紫花地丁、竹叶、槐花、石斛、知母、玉竹等。慢性盆腔炎性疾病的患者多病情复杂，治疗中需要考虑的情况较多，后面有详细论述。

【病例】患者黄某，女性，31 岁，深圳人，2012 年 8 月 14 日就诊。

主诉：结婚 1 年半，未避孕不孕。

1 年半前结婚，婚后未避孕一直未怀孕。外院查输卵管造影，提示左侧输卵管积水，右侧输卵管上举通而不畅。今日来诊。

刻见：目前无明显不适症状，月经量偏少。纳食可，二便可。

舌绛红，苔白（图 43）。脉沉细滑。

其他病史：患者 2 年前因盆腔炎在当地医院服中药治疗，症状缓解。无其他病史。

月经婚育情况：初潮 14 岁，6 ～ 7 天 /30 天，量中等，末次月经 2012 年 8 月 4 日，量少，4 天结束。结婚 1 年半，无孕史。

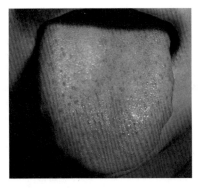

图 43　舌绛红，苔白

辅助检查：2012 年 5 月做输卵管造影，提示左侧输卵管积水，右侧输卵管上举通而不畅。

中医诊断：不孕。

西医诊断：慢性盆腔炎（输卵管积水）。

辨证：湿毒阻络，血海伏热。

治法：凉血化瘀，解毒通络。

方药：车前子 10g，生牡蛎 15g，茜草炭 10g，延胡索 6g，牡丹皮 10g，女贞子 15g，川芎 5g，柴胡 3g，月季花 6g，土茯苓 12g，荷梗 12g，蒲公英 12g，丝瓜络 10g，三七面 3g。

按语：患者有盆腔炎病史，以不孕就诊，检查发现输卵管积水。舌象表现为绛红舌、苔白，提示了血分有热，热伤血海的情况。结合病史症状等，考虑湿浊化热，热伤血海，血瘀阻络等情况。利湿解毒、化瘀通络是治疗方向，其中凉血清热在用药中要重点考虑。方中生牡蛎散结，配合土茯苓、荷梗、丝瓜络、车前子化湿浊以通络；配合三七面、延胡索、川芎、月季花活血化瘀。蒲公英清热解毒，柴胡疏肝清热；针对血热伤阴情况，以茜草炭、牡丹皮凉血活血，女贞子清热养阴。全方围绕湿、瘀、热展开治疗，其辨证依据是舌象与病症结合考虑的结果。

（4）胎动不安、胎漏的患者：见红绛舌提示可能有热扰血海、胎元不固的情况。女子受孕后气血内聚以养胎，气血聚集本易生热，又阴虚内热，或血海伏热，邪热扰动血海，血海不安易见胎元不固。治疗多以清热凉血、止血安胎之法，但此时选择用药应慎重，清热凉血虽为针对病因所设，但凉血的力度一定不可太过，胎儿需要阳气与阴血的温养，应考虑到过用凉药会导致胎元受损。在止血安胎方面应以固肾健脾止血为主，酸敛药物也要慎重应用。柴老指出，酸敛药物可能会导致平滑肌不同程度收缩，不利于受孕的子宫维持状态。药物多选用地骨皮、苎麻根、金银花、侧柏炭、菟丝子、荷叶、莲子心等。

【病例】患者芦某，女性，23 岁，北京人，2015 年 12 月 1 日就诊。

主诉：闭经 2 年，发现妊娠 30 天。

2 年前因闭经，于外院诊断为"卵巢早衰"，2015 年 1 月开始服中药治疗。服药期间未见月经。今日来诊诉尿酶免（＋），当日超声提示宫内妊娠，早孕。

刻见：无明显不适情况，纳食可，二便可。

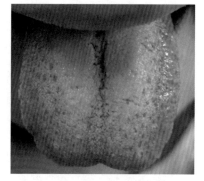

图 44　舌绛红，苔黄腻

舌绛红，苔黄腻（图 44）。脉沉滑。

其他病史：无其他病史。

月经婚育情况：初潮 13 岁，5 ～ 6 天 /15 ～ 30 天，经量少，末次月经 2013 年 2 月。孕 1 产 0，2011 年人工流产一次，结婚 1 年，未避孕。

辅助检查：尿酶免（＋）；盆腔超声提示宫内妊娠，早孕。

中医诊断：早孕。

西医诊断：早孕。

辨证：血海伏热，胎元不固。

治法：固冲安胎，养阴清热。

方药：覆盆子 15g，莲子心 3g，荷叶 10g，枸杞子 15g，苎麻根 10g，扁豆10g，茯苓10g，山药10g，青蒿6g，侧柏炭10g，莲须6g。

按语： 患者卵巢早衰闭经2年，冲任血海亏虚，虽已怀孕，恐冲任不能安胎养胎，应积极保胎治疗。患者舌绛红，为血海有热，耗伤阴血之象，应治以养阴清热、固冲安胎之法。舌苔黄腻，应去除阳明积热。方中覆盆子配合莲须、山药、侧柏炭固冲安胎，扁豆、茯苓、荷叶祛湿化浊安胎，莲子心、苎麻根、青蒿清热透热以安胎，枸杞子养阴清热。全方围绕安胎用药施治。服药同时住院进一步保胎治疗。

4.黯红舌

黯舌与红舌的结合，为各科疾病中均较为常见的舌象之一。一般意义上来讲，有热有瘀多舌象黯红。柴老指出，在妇科疾病中，黯舌多为气血运行不畅之象，因虚而致瘀滞的情况多见；而黯红舌则因气滞郁热等引起的气血运行不畅较为多见，这种气血运行不畅往往并非真正有瘀血之象。而是否真正有血瘀，需要进一步观察舌边是否伴有瘀斑。治疗要根据具体情况而定，以恢复气血正常运行为主要的治疗思路。

（1）月经过少或闭经患者：因为黯红舌属常见舌象，所在在辨证时需要参考患者较多的其他信息。

第一，舌偏红偏黯多与年龄有关。年轻人体力旺盛，舌色多偏红，若舌偏黯则多有气血瘀滞的情况；若女性已经步入中年，体力渐衰，则舌色多会略偏黯。此种情况不可不知。

第二，以月经少或闭经为主证的一类疾病，目前病因病机与古代相比更复杂，这与女性社会参与度较古代大大增加有很大的关系，所以不能单纯地以血枯闭经和血瘀闭经去简单认识该类疾病了。临床实践中见到此类疾病多以虚实夹杂为主，辨证复杂。

具体到此类舌象，一方面要参考患者的年龄因素，观察舌象中的伴随征象，如是否见舌边的瘀斑、是否有齿痕等。瘀斑提示了瘀血或气虚的存在，齿痕提示了因虚致瘀或因湿致瘀的情况。另一方面要注意舌象中是以红为主还是以黯为主。若以色红为主，年轻患者多考虑邪热伤阴导致气血运行不畅，中年患者多考虑阴虚内热而致血瘀不畅；若以色黯为主，舌色仅仅略偏红，年轻患者多考虑气虚血瘀；而中年患者多考虑脾肾不足，推动气血无力，气血运行不畅而瘀滞生热之象。

根据患者情况之多样，分别施以活血化瘀、清热养阴、健脾益气、补肾活血等治疗思路。因病机为虚实夹杂，治法中常存在着一定的矛盾型，故药物的选择非常重要，要做到化而不散、补而不腻，清热不伤阳气，补气而不壅滞。

【病例】患者倪某，35 岁，山东人，2004 年 6 月 25 日初诊。

主诉：月经紊乱 15 年，闭经 1 年余。

患者月经初潮 14 岁，20 岁之前月经规律，4 ～ 5 天 /30 天，量中等。自诉 20 岁时因经期受凉，出现月经紊乱，月经 2 ～ 9 天 /20 ～ 23 天，量少，近一年出现闭经。2003 年 8 月起口服戊酸雌二醇（补佳乐）加黄体酮治疗，药后有月经来潮。2004 年 5 月起改服结合雌激素（倍美力），6 月 15 日有少量阴道出血。今日来诊求治。

刻见：近 3 个月出现潮热、汗出，烦躁，口干不欲饮，腰酸，乏力，带下无，阴道干涩，大便时稀时干，记忆力减退，阴毛脱落，眠欠佳。

舌黯红，苔薄黄（图 45）。脉沉细滑。

其他病史：既往有盆腔炎病史。

月经婚育情况：月经初潮 14 岁，14 岁到 20 岁月经规律，4 ～ 5 天 /30 天，量中等。孕 1 产 1，1995 年剖宫产。

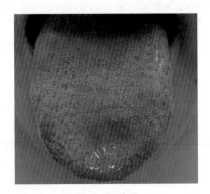

图 45　舌黯红，苔薄黄

辅助检查：2004 年 4 月 12 日雌激素测定，E_2 38.8pmol/L，FSH 126.0U/L，LH 60.5 U/L，P 0.57nmol/L。

中医诊断：闭经。

西医诊断：卵巢早衰。

辨证：肾虚血瘀，月经失调。

治法：补肾活血，调经理气。

方药：北沙参 15g，丹参 10g，菟丝子 15g，泽兰 10g，郁金 6g，荷叶 10g，合欢皮 6g，女贞子 15g，月季花 6g，生甘草 5g，枳壳 10g，柴胡 3g，川芎 5g。

按语：患者舌黯红，提示有热象夹瘀的情况。苔薄黄，考虑胃肠积热或气分有热。脉沉细滑是血海亏虚之象。结合病史，患者早年受寒，肾气受伤，致冲任不固，经期提前。寒凝日久化热，血脉瘀滞，胞脉不通，终至闭经。肾气虚，性欲淡漠，故而目前辨证为肾虚血瘀。北沙参、女贞子养阴清热，菟丝子补肾，郁金、枳壳、柴胡疏肝理气，丹参、泽兰、月季花、川芎活血养血通经，荷叶、生甘草清热化浊，合欢皮清心除烦。全方用药围绕辨证而施。

（2）以月经量多、出血为主要症状的患者：见此舌象主要考虑两方面的情况。一方面，舌偏黯，在此处考虑为有瘀血，患者多以月经量少、淋漓为主症，瘀血不去则新血不能归经而淋漓不尽，柴老谓此为"客夺主位"，必要祛瘀血方能止血；另一方面，舌偏红，在此处以阴虚有热、冲任不固为主，治宜清热止血固冲。两方面综合考虑，血瘀有热为主要辨证方向，具体辨证再根据不同患者的症状进行分析。化瘀多以茜草炭、益母草、炒蒲黄、三七粉等为主药，清热止血多用白茅根、莲子心、柴胡、女贞子、墨旱莲、地骨皮、侧柏炭、大蓟、小蓟等；血止时常用郁金、月季花、桃仁、苏木、当归、栀子、白芍、枸杞子等为主药，养血、活血、清热并用，以期祛除伏瘀。

【病例】患者高某，女性，45 岁，河北人，2015 年 3 月 17 日来诊。

主诉：月经量多伴痛经 10 年。

10 年前无诱因出现月经量多伴痛经情况，逐年加重。月经周期由 28 天缩短至 22 天，经期 9 ～ 10 天，月经前期经量多，后期淋漓不尽。痛经以月经前 2 天较重，之后转轻。在外院诊断为"子宫腺肌病"，患者未予治疗。近期症状加重明显，以月经量进一步增多为主，来诊。

刻见：月经第 3 天，经量较多，痛经有所好转，精神尚可，纳食可，二便可，未诉其他不适。

舌黯红，苔白（图 46）。脉弦细。

其他病史：既往体健。

月经婚育情况：初潮 14 岁，月经 7 ～ 8 天 /22 ～ 28 天，量多，时有淋漓不尽，痛经重。末次月经 2015 年 3 月 15 日，前次月经 2015 年 2 月 17 日。结婚 21 年，孕 3 产 1。

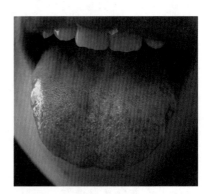

图 46　舌黯红，苔白

辅助检查：子宫 B 超示子宫 10cm×9.8cm×9.7cm，内膜 0.6cm，双附件大小正常。女性激素未查。

中医诊断：崩漏。

西医诊断：子宫腺肌病。

辨证：冲任不固，气滞血瘀。

治法：固冲止血，化瘀清热。

方药：墨旱莲 15g，黄芩炭 10g，白茅根 15g，炒白芍 10g，荷叶 10g，益母草 10g，侧柏炭 15g，覆盆子 15g，柴胡 5g，大蓟炭、小蓟炭各 15g，鱼腥草 15g，三七粉 3g^{分冲}。

按语：患者舌黯红，为瘀滞有热象之舌，结合病史及症状，患者月经量多伴淋漓不尽，再结合年龄较大，肾气已不足，考虑一方面有冲任不固、热迫血行的情况，另一方面有瘀血阻滞的情况，痛经也是瘀血阻滞的征象。故在治疗方面以固冲止血为主，兼以化瘀清热。方中用覆盆子、墨旱莲补肾固冲，配合侧柏炭、大蓟炭、小蓟炭、黄芩炭清热止血；荷叶、柴胡清阳明、少阳之热，又凉血；白茅根、益母草、三七粉配合止血药达到化瘀止血目的，而三七粉又有化瘀止痛之性；炒白芍有收敛之性；鱼腥草解毒，以防出血日久，邪毒乘虚内侵。全方以标本兼治、治标为主的原则，这与患者当时尚在经期并以出血量多为主有关。

（3）以盆腔炎性疾病为主的患者：见此舌象应考虑有气滞、血瘀的情况。与前面嫩红、肥红、红绛不同，黯红舌的辨证思路更多要考虑舌黯这一特点。至于舌偏红有热，可参考前面几种红舌的辨证治疗用药思路。在妇科疾病中，舌黯主要考虑的是气血运行不畅。至于本病，在辨证思路上主要为湿毒、毒热导致气滞、血瘀，从而引起局部的气血运行不畅甚至瘀滞下焦。以理气活血、清热解毒、祛湿通络等为主要治疗原则，多用枳壳、益母草、茜草炭、川芎、郁金等药味。同时也要注意舌苔的变化，以此判断病情的进退。

【病例】患者吴某，女性，29 岁，北京人，2015 年 12 月 22 日就诊。

主诉：发现输卵管积水 4 个月。

患者因 2014 年 7 月左侧异位妊娠，行腹腔镜下"开窗取胚术"，术后恢复良好。于 2015 年 8 月在外院行输卵管造影检查，发现双侧输卵管积水。为求进一步治疗来诊。

刻见：口干渴，时有腰酸痛，带下正常，无其他明显不适情况。纳食可，二便调。

舌黯红，苔黄白（图 47）。脉细滑。

其他病史：既往体健，无其他病史。

月经婚育情况：初潮 14 岁，7 天 /28 天，经量中等，痛经（＋），末次月经 2015 年 12 月 8 日。未婚，孕 1 产 0。2014 年 7 月因左侧异位妊娠行腹腔镜下开窗取胚术，术后恢复良好。

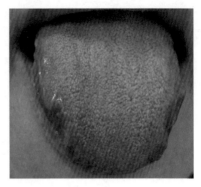

图 47　舌黯红，苔黄白

辅助检查：2015 年 8 月 24 日行输卵管造影检查，发现双侧输卵管积水。

中医诊断：痛经。

西医诊断：慢性盆腔炎（双输卵管积水）。

辨证：湿热阻络，气滞血瘀。

治法：清利湿热，活血化瘀。

方药：当归 10g，远志 5g，荷梗 12g，生牡蛎 15g，夏枯草 10g，茵陈 10g，益母草 10g，杜仲 10g，枳壳 10g，丝瓜络 10g，月季花 6g，生甘草 6g，百合 10g，川芎 5g。

按语：患者宫外孕手术，胞络受损，血瘀络滞；又湿毒内侵，阻于胞络而致不孕。舌黯红、苔黄提示了湿热内聚，血瘀阻络。治疗以清热利湿、活血化瘀为主，因疾病及手术的耗伤，也应考虑补肾养血。方中生牡蛎散结，配合荷梗、远志、茵陈、丝瓜络化湿通络，当归、益母草、月季花、川芎活血化瘀且有养血之功，夏枯草、生甘草清热解毒，枳壳理气，百合清热养阴安神，杜仲走下补肾。方中当归、川芎、月季花、益母草有较强的活血化瘀的功效，是方中的核心药味，其主要参考依据为舌黯红的舌象表现。

（4）胎动不安、胎漏的患者：见此舌象应考虑血海内热。多为素体阴虚或肾水不足之人，妊娠后因大量阴血汇聚冲任以养胎，加重阴虚情况或致肾水更亏，阴虚生热，或水不涵木致肝热内生，内热扰胎，胎动不安，而肝郁气滞致血液运行不利。在治疗上的难度主要是如何处理血瘀的问题。活血化瘀的治疗思路不利于保胎，而滋阴养血又会导致加重瘀滞，在这种情况下，柴老主张以清热安胎为主。由于阴血不足、肝失所养而致肝郁气滞，郁而生热，进而导致气滞血瘀。清热结合养阴可使肝有所养，肝热得清，从而解除了肝郁气滞的因素，肝气得舒，自然气血运行得以改善，血瘀得解。同时清热结合养阴、止血、固冲等法，亦符合保胎治疗的大原则。

【病例】患者赵某，女性，36 岁，北京人，2016 年 2 月 16 日就诊。

主诉：妊娠 61 天，近 2 日出现轻度腹痛。

患者末次月经 2015 年 12 月 17 日，2016 年 1 月 30 日发现已妊娠。定期检查，发现"激素水平与孕周不符，数值偏低"。近 2 日出现轻度腹痛，未见出血，无腹泻等情况。来诊求治。

刻见：今日无腹痛情况，无其他明显不适，未出现恶心等情况。纳食可，二便可。

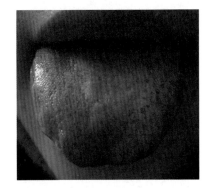

图 48　舌黯红，苔薄黄

舌黯红，苔薄黄（图 48）。脉沉滑。

其他病史：既往体健，无其他病史。

月经婚育情况：初潮 12 岁，5 天 /30 天，经量中等，无痛经。末次月经 2015 年 12 月 17 日。结婚 5 年，无孕史，未避孕 1 年。

辅助检查：2016 年 2 月 10 日查激素水平，P 93.80nmol/L，E$_2$ 488.17pmol/L，HCG 9891.4U/L；2016 年 2 月 14 日查激素水平，P 110.95nmol/L，

E_2 375.00pmol/L，HCG 10207.8U/L。同日查盆腔超声，可见胎芽、胎心，胎芽 1.3cm。

中医诊断：胎动不安。

西医诊断：先兆流产。

辨证：冲任不固，瘀热扰胎。

治法：健脾固冲，清热安胎。

方药：覆盆子 15g，侧柏炭 12g，茯苓皮 10g，玉竹 10g，苎麻根 10g，菟丝子 15g，生甘草 5g，山药 10g，白术 10g，芦根 10g，金银花 10g。

按语： 患者妊娠腹痛，激素水平略低于孕期水平，舌黯红，苔薄黄。舌象提示了瘀滞有热的情况，考虑瘀热扰胎。柴老在患者孕期治疗瘀滞有热时一般是不用活血化瘀药物的，以选择不同的清热药物来达到化瘀热的目的。仍然以覆盆子配合菟丝子、白术、山药以健脾益肾固冲，佐以苎麻根、侧柏炭清热固冲。金银花、生甘草、芦根清积热，茯苓皮清热化湿，玉竹与芦根配合，清阳明热而养阴，共同达到清解瘀热的目的。

二、脉象部分

（一）带有滑利之象的各类脉象

滑脉对于了解女性生理病理有着非常重要的作用。前面提到女性脉的滑利之象，一方面提示血海的充盈情况；另一方面，尺脉的滑利也提示着肾气的充足程度。滑脉对于判断患者的病情有着重要意义，主要包括沉滑（有力或无力）脉、细滑（无力）脉、滑数脉、弦滑脉等。

1.沉滑脉

一般而言，此脉主要为内有热聚，或内有痰湿，或下焦湿浊等。但就妇科疾病而言，对不同的病症有不同的参考。如气血不足的患者，沉滑脉提示着血海渐充，或血海有伏热，或痰湿内聚；若沉滑有力，则提示血海有一定的恢复，说明治疗较好，病情恢复较快。具体情况仍要配合病症表现及舌象综合判断。

（1）以月经稀发、闭经为主的患者：见沉滑脉，要考虑以下两方面的情况。一方面，如果为治疗初期，此脉提示了血海尚充，要考虑可能有瘀热或痰湿阻滞的情况。进一步判断要参考舌象与病症表现。若见肥红舌或黯红舌，则提示瘀热内阻；若舌苔厚腻，则提示痰湿阻滞。辨证以实证为主，治疗以清热活血或清热利湿、利湿消积的药物如用丹参、月季花、泽兰、生麦芽、泽泻、茵陈等，配合补肾气、引血下行的药物如川续断、杜仲、车前子、瞿麦等。

另一方面，如果在治疗过程中出现沉滑脉，要考虑血海渐复、肾气渐充的情况，是病情恢复的脉象。还要与基础体温、舌象及症状来结合判断。若基础体温由单相转变为双相，伴随症状有所减轻，则进一步说明病情恢复。用药时可适当加强应用活血调经之品，以利月经来潮。

如果患者脉象由细滑、沉细等虚证脉转为沉滑脉，即使是月经稀发甚至闭经，也要考虑妊娠的可能性，以免误诊，详细询问病史和参考基础体温可以提供更多的证据。同时给患者做相应的检查。

（2）以崩漏出血为主的患者：见到沉滑脉首先要根据出血的情况进行判断。一般来说，滑脉提示了血海有活跃的征象，而沉滑脉是一种滑而有力的脉象，就出血为主症的患者而言，多提示血海热扰的情况。如果患者出血量较多，舌象多为肥红、嫩红时，治疗以清热凉血、止血固冲为主，用生牡蛎、生地黄、地骨皮、覆盆子、大小蓟炭等；若青春期患者在除外异位妊娠及息肉的前提下，可应用寒水石以凉血清热；若为更年期患者，可考虑应用苦丁茶以清热止血；若为血崩患者，柴老指出，此时务必以止血为要，必要时可加西药共同止血，或及时刮宫止血，尤其对于内膜生长周期不同步的患者，刮宫止血往往是必要的。

若出血以淋漓为主，应考虑宫内可能有残留瘀血，致使血不归经，柴老多用益母草配合阿胶珠，以利瘀血排出、新血归经。对于宫内残留而导致的出血，柴老的经验是"通因通用，祛邪复旧"。柴老在20世纪50年代曾治疗一位不完全流产患者，当时以活血化瘀的方法取得较好的疗效，之后柴老认识到，对于宫内瘀血残留或子宫内膜不规则增生的出血患者，可以用"通因通用，祛邪复旧"的方法来治疗。常用药物以三七、益母草配合阿胶珠、香附、金银花等效果较好。

（3）胎动不安、胎漏的患者：见沉滑脉一般预后较好。女性妊娠后，阴血内聚以养胎，往往引起内热积聚的情况，故又有"十胎九热"之说。妊娠脉象应为沉滑有力，平和而不数不迟为佳。一般来说，柴老在保胎治疗中的原则主要为清热安胎，健脾补肾。如果胎漏的患者以沉滑脉为主，要结合舌象来考虑。若为红舌、肥红舌时主要考虑热扰胎元，而血海尚充，治疗主要以清热安胎为主，配合固冲止血药物；若为黯红舌、绛黯舌等，考虑存在瘀滞化热、血海伏热的情况，治疗仍以清热安胎为主，不主张用化瘀治疗。在选药上可选用墨旱莲、地骨皮、侧柏炭等清血中伏热的药物，配合荷叶、茯苓等清热健脾之药物，总以安胎为选药原则。

（4）以盆腔炎性疾病为主的患者：见沉滑脉主要考虑以下两方面情况。第一，若患者月经正常，说明血海尚充，冲任功能正常。脉沉滑提示了湿毒、湿热等病邪内聚，舌象若见肥红舌、淡肥舌、绛黯舌、淡黯舌等，偏红则提示热毒较重，偏淡提示水湿、湿滞较重。治疗以祛邪为主，多用清热解毒、清热利浊、利湿通络等。但应注意在药物的选择方面，避免酸敛滋腻，以防留邪。第二，若患者月经已经出现失常的情况，则提示血海、肾气受伤，冲任功能不调。若在治疗初期，提示湿毒、湿热等病邪内聚，阴血的耗伤不重，多为冲任功能的失调，治疗后月经恢复也会较快。若在治疗过程中脉转沉滑，则多提示血海渐充，冲任功能恢复，已见疗效。在治疗过程中，祛邪应与调整冲任功能并重。此处也可看出中医学整体治疗的理念。

　　无论以上哪方面情况，在治疗过程中都要注意月经期不服药的原则。柴老指出，月经期停药，一方面顺应自然生理周期，不干扰血海功能；另一方面尽量避免了因为药物而干预月经生理，此时再通过几天的停药，也能减少药物在体内的蓄积，避免了药物偏性对身体的影响。此点虽为小节，但在临床用药思路方面，对慢性病患者之用药方法是值得重视的。

　　2.（沉）细滑（数）脉
　　妇科疾病中常见的脉象之一，常伴有沉象或数象。一般而言，细脉主气血不足，诸虚劳损，或伤寒、湿邪、疼痛等；滑脉以痰湿、食积、实热为主。就妇科疾病而言，柴老认为，细滑脉提示了血海渐复或血海受伤，或有水湿，或气血亏虚，或脾肾不足，生化无源，要与具体病症及舌象合参。但要注意，见到这样的脉象，在治疗初期都不宜过度鼓动血海，导致再伤阴血，犯"竭泽而渔"之弊。若细滑脉见沉象，则提示血海亏少，较细滑脉情况为重，治疗时应更加注意。细滑若见数脉，说明患者血海已伤而又有热象，柴老指出此脉以现代城市女性为多见，与前面提到的"阴血暗耗"及"二阳致病"理论相关。在治疗时，要将脉象与病史及主证互参，注意在调补阴血的同时清血海之伏热，或清阳明之积热，这一点是很重要的。还有一种情况，患者初期为沉细脉，无滑象，提示血海受损程度较重，治疗较难，疗程长。若治疗过程中出现了滑象，说明已枯之血海有复苏之象。由此可见女性脉中滑利之象的重要性，以及该脉象在临床的提示价值。

（1）以月经稀发、闭经为主的患者：见细滑脉，要根据患者的治疗阶段、病史、舌象等多方面结合分析。如果在治疗初期，细滑脉提示了血海受伤、血海亏虚、肾气鼓动不利等情况，但脉带滑象则提示血海尚未枯竭。舌象多为嫩淡舌、肥淡舌、嫩红舌等，以虚象为主。治疗时不宜多用活血及过度鼓动血海，应以调整脏腑功能、恢复血海充盈为主。

如果是在治疗过程中，脉象由沉细、弦细等转为细滑脉，常提示血海有渐复的趋势，可适当加重养阴补血之品，以利血海进一步恢复。但要注意用养阴补血药时配合理气化湿之品，以免过于滋腻，阻滞气机。用药仍然不要过于鼓动血海，恐气血之协调功能再度受损。

如果为细滑数脉，则提示有热象存在，结合舌象及病史、症状，可以做出热在血分或气分、脏腑的判断，治疗中一定要针对性用药。根据热性，一般用养阴清热、清热利湿、清虚热、清热解毒等方法。但要注意的是，清热治疗是要围绕恢复血海、充实肾气、调整五脏功能来进行的，单纯进行清热治疗是片面的。在用药选择上一定要注意保护阴血、保护肾气，避免过于寒凉而伤阳气。

（2）以崩漏出血为主的患者：见细滑脉则提示血海已亏。若脉沉细滑，应考虑血海受损较重；见细滑数脉，则为血虚有热。具体治疗用药还要与舌象结合分析。若舌淡，提示有脾肾不足、冲任不固的情况，宜用益气健脾、补肾固冲之品，如太子参、白术、仙鹤草、覆盆子等；若兼细化数脉，则应加清热之品，如地骨皮、荷叶、墨旱莲等。出血较多的加强止血之品，如侧柏炭、大蓟、小蓟、藕节、仙鹤草等。淋漓不尽者加生牡蛎、茜草炭、三七等化瘀止血之品。若舌红，则提示有热象，多兼细滑数脉，治疗以益气固冲、凉血止血为主，用药如覆盆子、生地黄、白茅根、地骨皮、莲子心、荷叶等。若合并炎症，加清热解毒之品，如金银花、连翘、鱼腥草等。若舌黯，提示血瘀而致出血，脉多见沉细滑，用药多选益气健脾、化瘀止血之品，如三七、阿胶珠、益母草等。

（3）胎动不安、胎漏的患者：出现细滑脉应考虑血海不足或血海耗伤的情况。一般来说，妊娠脉象以滑而有力为佳，若出现细滑脉并有胎动不安的情况，多考虑血海不足以养胎，而致胎动不安。治疗中以养血安胎、固冲止血为主。养血药物多为滋腻性温之品，妊娠患者又多内热，故不宜多用。柴老一般以健脾养阴为主，用药如白术、山药、墨旱莲、玉竹等。若脉见数象，则提示内热扰胎，可加清热安胎药物，如椿根白皮、黄芩、侧柏炭、荷叶等。

妊娠妇女多因气血内聚养胎而致水湿内聚不化，水湿阻滞脉道也会出现细脉。这时的细滑脉多细滑有力，并伴有舌象的肥、嫩之象，舌苔可见白厚、厚腻、黄腻等。用药宜多加化湿健脾药物，如白术、佩兰、黄芩、荷叶等，避免应用熟地黄、山茱萸、五味子、仙鹤草等滋腻收敛之品。

（4）以盆腔炎性疾病为主的患者：细滑脉也为较常见的脉象，要与舌象及病证相结合来考虑。若患者月经周期、经量等正常，病程较短，见细滑脉多考虑有湿毒蕴结，阻滞脉道。治疗以驱邪为主，多以解毒化湿、通络化瘀为治法，药物多用野菊花、白扁豆、败酱草、泽兰、丝瓜络、荷梗、炒蒲黄等。若舌偏淡，考虑加健脾化湿之品，如白术、茯苓、薏苡仁、萹蓄等；若舌偏红，考虑加清热化湿之品，如茵陈、萆薢、瞿麦等。

若患者病程较长，已经出现影响月经周期或经量的情况，见细滑脉多提示了血海受伤、肾气受损的情况，属于虚实夹杂之证。在治疗过程中，在祛邪的同时也要注意养血化瘀、健脾补肾。同时因病程已经较长，久病成瘀，痰湿结聚的情况较多，要注意促进气化功能，用药如贝母、荔枝核、桔梗等。若舌苔较厚，加用化湿浊药物，如土茯苓、荷叶、佩兰等。

3. 滑数脉

一般而言，滑脉、数脉都为有热之脉，滑数脉更提示湿热、实热、积热等情况，在妇科疾病中常提示体内有热的证候，如湿热内聚，或胎热不固、热动血海等。

（1）以月经稀发、闭经为主的患者：很少出现滑数脉。若见到此脉象，一般以实证为主。多为湿热内聚，阻滞胞络，病程一般较短。配合舌象可更好地判断辨证方向。若舌象见舌肥红、黯红，苔白厚、黄白、黄腻等情况，很可能为湿热内阻。治疗当以祛邪为主，但要注意清热利湿药物之燥性不要过强，黄连、黄柏、苍术等药物久用会因过燥而伤阴血，所以一般多用茵陈、泽泻、泽兰、茯苓、丝瓜络、土茯苓等。但也要注意，患者的主证是闭经或月经稀少，所以血海亏虚与肾气不足的情况必然存在，由于其暂时不是主要矛盾，被主症所掩盖，所以在治疗过程中要不断观察舌脉的变化，一旦邪实去除，本证显露出来，就要针对证型的变化而及时改变治疗方向。

（2）以崩漏出血为主的患者：见到滑数脉多提示血海不安且有热象。所谓"脉大病进"，即是指此类脉象。对于病情的判断还要结合出血情况和舌象综合分析。若见红绛舌、肥红舌等舌象，并且出血量较大，则提示为热迫血海、血热妄行的情况。若为青少年功能失调性子宫出血（功血）患者，可应用寒水石、生地黄等清热凉血之品，配合清热止血药以达到凉血止血的目的；若为更年期出血患者，在清热止血药中可加苦丁茶；若患者的舌象以黯红、绛黯、淡黯为主，并见出血淋漓，则应考虑瘀滞生热的情况，以化瘀清热安冲为主，用药如茜草炭、三七、白茅根、莲须等。

（3）胎动不安、胎漏的患者：见滑数脉提示了热扰血海、湿热内聚、胎热不固等情况，以热为主。一般舌象多为肥红、红绛、黯红、淡黯等，舌苔多白厚、黄腻、黄白苔等。若以热扰为主，则滑数脉多伴舌红苔黄，治疗以清热安胎、固冲止血等为主；若以湿热内聚为主，多伴有厚腻的舌苔，治疗在清热安胎基础上可加健脾化湿之品。

在药物的选择方面，清热药以养阴清热为主，如北沙参、女贞子、墨旱莲、玉竹、地骨皮等；固冲药以补肾固冲为主，如菟丝子、覆盆子、莲须、椿根白皮等；止血药以清热止血、固涩止血为主，如侧柏炭、黄芩、苎麻根等；化湿浊药以健脾化湿为主，如白术、荷叶、山药、茯苓、佩兰、竹茹等。柴老还指出，要不断学习更新药物临床毒性研究进展的知识，在选择保胎药物时一定要慎重再慎重，避免在治疗过程中出现药物反应。

（4）以盆腔炎性疾病为主的患者：见滑数脉多提示湿热、湿毒内聚，多在急性期时见到。患者可见腹痛、下坠感、发热等情况，舌象以红绛舌、黯红舌、肥红舌为多见。治疗以祛邪为重点，并对症治疗，以尽快缓解症状。治法多用清热解毒、清热利湿、化瘀散结、活血止痛等。红绛舌多以毒热较重为主，治以清热解毒、止痛退热。肥红舌多以湿热内蕴为主，治以清热利湿、解毒化瘀。黯红舌多以湿毒蕴结为主，治以活血解毒、散结止痛。应该提出注意的是，在治疗用药的选择方面不宜过于寒凉。病情虽为湿热、热毒结聚，但湿为阴邪，用药过于寒凉则易导致湿邪凝滞不化，不利于祛除病邪。

4.（沉）弦滑脉

妇科疾病中见（沉）弦滑脉的情况较为复杂，要从多方面来分析。首先从年龄上考虑。女性在中年以后，也就是五七之后，因阳明脉衰，阴血生理性减少，到六七、七七之后阴血进一步减少，会出现一定程度上的"阴亏阳亢"的情况。即使正常女性的脉象也会出现一定程度的弦象。柴老对这种脉象表现一般会以脉偏"硬"来描述。其次要考虑体质因素。有些患者，特别是体形瘦长的女性，其本身脉象会偏弦，这也是要考虑到的因素。除以上两种生理性的脉带弦象的情况外，还有一些与疾病有关的弦脉，一般以气滞、血瘀、痰饮、疼痛、肝胆疾病等多见。

本脉象是以滑脉为主的弦滑脉，在妇科疾病中主要提示肝气郁滞但血海尚充，或气滞痰凝并有热象，或有情志不舒，或有疼痛所扰，诸多因素也要根据患者的具体病症及舌象来综合考虑。若弦滑脉见沉象，提示患者情绪紧张，柴老认为，这种紧张之象多为肾阴不足、水不涵木而表现为情绪紧张。治疗时应注意适当补肾水、疏肝气、调情志。

（1）以月经稀发、闭经为主的患者：出现弦滑脉，首先要判断患者脉象是以滑为主还是以弦为主。若以弦为主，后面会有专门讨论，这里主要讨论以滑脉为主的弦滑脉。此脉在以闭经及月经稀少为主证的患者中多为虚实夹杂之象，其中虚象多考虑肾水不足，不养肝木；实证多考虑气滞、血瘀、痰凝等情况。要综合参考舌象、病症等情况才能做出判断，如气滞血瘀多见黯舌，痰湿多肥舌并可兼见苔白厚等情况，血瘀又多黯红，气滞由于多伴有水湿运化不利而舌体多见淡、嫩之象。同时要考虑年龄因素，若患者年龄已经较大，接近"六七""七七"之数，其脉象本身就会出现生理性的弦象。若值青中年时则要合参所见，方能客观认识疾病，要更多考虑病因、病机等因素。

在治疗中要标本兼顾。一方面根据辨证应用理气、化瘀、利湿、化痰等治法，同时也要兼顾养血、益肾。在病邪去除之后，用药方面要加大养血活血、补肾养阴的力度，同时应用调经之品，以利月经来潮。

柴老在治疗闭经时强调要分层次、分阶段。在治疗初期多以祛邪、调整脏腑功能为主，柴老形象地称之为"解外衣"。在治疗后，病邪被解除，血海渐复，肾气渐充，则以活血调经、益肾健脾为主要治疗思路。当然，在组方用药时，无论哪一阶段，在主要治疗中均要兼顾次要问题。例如，在治疗初期虽然以祛邪、调整脏腑功能为主，但也可以根据情况少量应用益肾、养阴、补血之品，同时配以解腻化浊理气之品，以防滋腻敛邪。而在治疗后期，虽然以补益、调经为主，但也应继续沿用治疗初期的用药思路，以防病邪复发。

（2）以崩漏出血为主的患者：见到弦滑脉，首先要考虑弦象是否为年龄因素所表现的生理性现象。若患者年龄已接近"六七""七七"之数，其脉象本身就会出现生理性的弦象。如果患者较年轻，则其弦象更应考虑为病理性因素引起。对于以崩漏出血为主证的患者，见弦滑脉首先要考虑到滑象为血海活跃不安的表现，弦象多为血虚肝郁或肝郁化热的表现。若舌象以黯红舌、绛黯舌为主，出血较多，应考虑热迫血行，血虚血亏，肝失所养而肝郁；若以淋漓出血为主，则考虑气滞血瘀，血不归经。治疗以清热固涩、疏肝止血为主，用药如柴胡、白芍、墨旱莲、生牡蛎、生地黄、地骨皮等。若以淡舌为主，见弦滑脉多为血海浮动出血日久，已致血虚，肝肾失养致脉象滑中带弦。治疗以养血疏肝、固冲止血为主，用药如生牡蛎、绿萼梅、白芍、熟地黄等。

（3）胎动不安、胎漏的患者：见到弦滑脉时，一方面考虑有气滞不舒，另一方面提示了肾虚水不涵木的情况。女性妊娠时阴血内聚养胎，肾气充实也是胎元稳固的保障，同时阴血、肾气的消耗也较平常要大。当阴血不足、肾气不充的时候，妊娠往往会使阴血、肾气更加不足，致脏腑失养，最常见的就是引起血不养肝、水不涵木，从而出现肝郁不舒、胎动不安的情况。

治疗中柴老强调避免应用疏肝理气药物，避免影响保胎治疗。应当用补肾固冲、养阴清热治法。以菟丝子、女贞子、枸杞子、覆盆子、莲须等补肾，以地骨皮、墨旱莲、玉竹、北沙参、侧柏炭、苎麻根等清热。

（4）以盆腔炎性疾病为主的患者：弦滑脉主要提示了湿毒、湿热瘀滞下焦的情况。患者舌象多偏肥或偏黯，舌苔多厚腻、黄厚或黄白苔。若舌象肥红、黯红，多提示湿热瘀滞，热象偏盛，治疗多以清热化湿、解毒通络之法为主，用药如连翘、野菊花、薏苡仁、败酱草、泽兰、丝瓜络、荷梗、茵陈等；若见舌象肥淡、黯淡时，多提示有湿浊瘀滞下焦，治疗多以健脾利湿、化浊通络之法为主，用药如白术、茯苓、薏苡仁、佩兰、砂仁、荷梗、野菊花等，有时配合加强气化补肾养血之品，如川贝母、桂枝、当归、桑寄生等。

（二）以弦象为主的各类脉象

前面所提到的关于弦脉的生理性表现不在此赘述，针对妇科疾病，弦脉类一般从以下几个方面考虑。弦脉是气滞、血瘀、痰凝在脉象上的主要表现；患慢性疼痛、情志因素所致的紧张也会表现为弦脉；再一方面，女性阴常不足，若肾阴亏虚，水不涵木，而致"肝无所索则急"的情况，肝血不足、肝气不舒，也会以弦脉为主要表现。

妇科主要有弦细脉、弦数脉、沉弦（沉细弦）脉、弦紧脉等，以下逐一论述。

1.弦细（滑）脉

弦脉与细脉的组合，多为虚实夹杂之证，需从气滞、痰凝、疼痛的情况考虑；另外，有气血两虚或有湿邪时也可见此脉象。而在妇科病中，弦细脉多见于肾水不足，水不涵木而致肝郁不舒，或肝郁脾虚、气血不足等情况。其中肝肾阴虚、肝郁脾虚是主要的辨证思路。在不同疾病中亦有不同的考虑。总的来说，弦细脉提示了阴血亏虚较重，肝肾不足，肝气不舒，故治疗多较为困难，疗程较长，在治疗中也应估计到妇科疾病的多样性。

（1）以月经稀发、闭经为主的患者：见弦细脉多提示肝郁的同时有脾肾不足的情况。肝气不舒、肝郁气滞的情况也往往是由于脾肾不足，阴血生化无源，肝失所养，或水湿代谢障碍，痰湿内阻，导致气机不畅。应多与舌象结合判断，如舌肥黯、嫩黯，伴有舌苔黄白或黄厚时，多提示体内存痰湿、水湿之象，以健脾除湿、理气化浊为首要治疗方法，多用薏苡仁、茯苓、茵陈、枳壳、白术、泽兰、木香、香附等；如见瘦淡舌、淡黯舌、黯红舌等，舌苔无明显异常，则提示有血虚血瘀、肝肾不足的情况，治疗则以养血疏肝、补肾健脾为主，但用药时也要注意不可滋腻太过，避免碍胃，多用当归、枸杞子、女贞子、白术、菟丝子、绿萼梅等。因治疗时间比较长，用药要避免重剂，应以缓图为主。

（2）以崩漏出血为主的患者：见弦细脉要考虑几方面情况。首先要考虑脉呈弦象所提示的意义，因肾阴虚而水不涵木可引起肝郁脉弦，气滞血瘀也会表现为弦象。其次要考虑脉细的意义，出血疾病可致血虚，脉道不充，可引起细脉，血瘀、湿聚阻滞脉道也可出现脉细的情况，一为虚证，一为实证，需要与舌象及出血情况综合判断。

若舌象黯红，出血淋漓，出现弦细脉主要考虑气滞血瘀，或气机失调、冲任不固的情况，治疗时要化瘀止血加以清热固冲。但若是更年期出血的患者，由于阴虚阴亏，又多伴有肝郁生热的情况，要用葛根、钩藤、青蒿、地骨皮、三七粉、绿萼梅、莲子心、百合等清热疏肝、清热养阴，再配合止血，疗效是不错的。

若舌象淡黯，出血淋漓，见弦细脉则要考虑为肾虚不固、肝郁血滞的情况，治疗以补肾固冲、疏肝解郁为宜。若出血较多，则要考虑肾虚较重、冲任不固为主，治疗要以补肾固冲为重点，用药如菟丝子、莲须、覆盆子、仙鹤草等。

若为肥红舌或肥淡舌，舌苔较厚，见弦细脉则要考虑气滞湿阻的情况，伴有热象则舌偏红，湿盛则舌偏肥淡。治疗多根据出血情况来决定。出血较多则以止血为要，固冲止血兼以化湿理气。若出血淋漓，则以祛邪为主，先化湿健脾，疏肝理气，兼顾止血固冲，待邪去之后，再根据脏腑失调的具体情况进行调整，多用补肾健脾疏肝、固冲止血之法。

（3）胎动不安、胎漏的患者：见弦细脉一方面提示血海不足、肾虚不固，另一方面也应考虑到肝郁气滞、湿热内聚的情况。妊娠脉应以滑象脉为主，提示血海及肾气充实，若滑而无力，则多提示胎元不足。本脉象弦和细兼见，"弦"主要提示水不涵木、水不养肝而致肝郁，"细"主要提示血海亏虚或血海受伤。还要考虑到湿热内聚，阻滞脉道，而见脉细的情况。根据舌象来具体判断。柴老指出，对妊娠脉的判断要非常慎重，并要结合实验室检查的结果综合判断。

若弦细脉见嫩淡舌、瘦淡舌、嫩黯舌等，则提示肾虚为主，冲任不固，血海亏虚，而致胎动不安或胎漏出血，治疗以补肾固冲、健脾养阴为主，用药如菟丝子、太子参、白术、覆盆子、侧柏炭、枸杞子等。若见肥淡舌、黯红舌，同时舌苔厚腻或黄厚腻等，则提示肾虚不固而又有湿热内聚，治疗以健脾化湿、补肾安胎为主，用药如白术、荷叶、菟丝子、山药、茯苓、黄芩等。

（4）以盆腔炎性疾病为主的患者：见弦细脉多为久病瘀滞，久病往往伤及血海，肾气受损，同时久病致瘀，下焦瘀滞之象会较为明显。舌象多伴有舌肥、舌淡等情况，舌苔多厚腻。若舌肥为主，舌苔厚腻，弦细脉多提示有湿浊瘀滞，在化湿的同时要化瘀通络，配合健脾补肾养血之品。若舌淡黯，可能为肾虚血瘀与湿浊瘀滞并重，用药在利湿化浊通络的同时还需加补肾活血之品，以达到诸效并举之功。

总之，弦细脉对于盆腔炎性疾病是一种虚性为主的脉象，在治疗中仍然要注意健脾、补肾、养血的用药相互配合。应当注意的是，对于年龄因素要有考虑。若患者年龄较大，已经"六七""七七"之数，则脉中带弦象可能为生理性的表现，要与症状及舌象结合细细辨别。

2. 弦数脉

妇科疾病中若脉不见滑象，一般来说均提示疾病比较复杂，往往症状也较重，治疗多较困难。若弦脉中未见滑利之象，则为血海亏虚之象，肝郁气滞明显，这点在辨证中应重点考虑。若弦中见数象，提示着在此基础上仍存在热象或阴虚有热之象。但在辨证中重点考虑哪方面还应根据具体疾病与舌象结合来判断。

（1）以月经稀发、闭经为主的患者：弦数脉提示了阴虚内热、肾虚肝郁的情况。患者阴血不足，血海亏虚，阴虚生热；肾水不足，水不涵木，肝失所养，已成相互关联之势。结合舌象表现，可进一步判断以阴虚内热为主还是以肝郁气滞为主，如嫩红舌、黯红舌、红绛舌等提示了阴虚内热为主，用药多以养阴清热、补肾疏肝为主。如果见淡黯舌、瘦淡舌、绛黯舌，则要考虑血虚肝郁为主的情况，治疗则应养血柔肝、兼顾清热。但应该注意的是，气机不畅往往引起水湿、痰阻，故在应用养血补肾药物时要慎重应用酸敛药物。

（2）以崩漏出血为主的患者：弦数脉主要提示了肾虚肝郁，热扰血海。一方面，因肾虚导致冲任不固出血，水不涵木而致肝郁不舒；另一方面，阴虚生热，热扰血海而致出血。血虚不养肝，又致肝郁生热。若出血量多，则考虑肾虚不固为主，治疗多以补肾固冲、清热止血为主。若淋漓出血，则考虑肝郁气滞较重，阴虚内热导致出血，治疗多以养阴疏肝、固冲止血为主。

（3）胎动不安、胎漏的患者：见到弦数脉主要提示肝郁热盛，扰动胎元。而此处的肝郁多因肾阴虚，水不涵木，阴血亏虚，血不养肝所致；热象主要由阴虚内热和胎热较盛所致。热扰血海，扰动胎元，从而导致胎动不安或胎漏的情况。治疗一方面清热安胎，另一方面补肾水以养肝，从而缓解水不涵木引起的肝郁生热的情况。用药主要有苎麻根、覆盆子、侧柏炭、椿根白皮、北沙参、墨旱莲、女贞子、菟丝子、枸杞子、玉竹等。

柴老认为，保胎治疗中出现弦脉，虽然提示了肝郁不舒或气滞不舒的情况，但也要慎重应用疏肝行气药，以防不利于胎元之稳定，主要因为疏肝行气药物具有一定的动性，不利于胎元的稳固；另一方面对阴血可能有一定的耗伤，也不利于阴血养胎。用药多以养阴清热、补肾阴而养肝木，但不宜过于滋腻。

（4）以盆腔炎性疾病为主的患者：见弦数脉要结合患者具体情况及舌象进行分析。若患者病史较短，急性发作，症状较重，腹痛、发热等症状均存在，多考虑为毒热较重，阻滞气机等情况。治疗以清热解毒、缓急止痛为主，并应根据病情及患者状态判断是否配合西药共同治疗。

若患者已进入慢性期，病史较长，反复发作，病情迁延，症状不重，多考虑为湿毒、湿热、毒热蕴结下焦，阻滞气血，耗伤阴血、肾气，则要结合年龄、月经情况、舌象等综合判断。

就盆腔炎性疾病中弦数脉结合舌象的辨证主要注意以下几方面：对于

病邪、病势的进退多从舌苔来判断，而对于病邪对脏腑气血所造成的影响多从舌色、形、质的变化来判断。若舌苔偏厚腻、黄厚、白干苔等，多显示病邪较盛，治疗以祛邪为主。若舌苔较薄或随着治疗由厚转薄，则提示病邪已衰，治疗以扶正化瘀为主。而舌肥厚、色淡黯多提示湿浊、湿毒蕴阻，气血运行不畅，经脉瘀阻等情况，治疗偏向利湿化浊、活血通络，并注意健脾，加强气化。若舌肥厚、色黯红或绛黯，多提示毒热、湿热内蕴，血有伏热，血海消耗较重，治疗偏向清热解毒、利湿活血，并要注意养血通络。

年龄与月经的情况也应考虑进去。若患者年龄偏大且脉弦，要考虑部分生理性因素的影响。若已经出现月经周期、经量的改变，则要考虑病邪日久损伤血海、肾气，在祛邪的同时要注意保护阴血及冲任功能，并根据情况应用补肾健脾养血的药物以助恢复。

3. 沉（细）弦脉

在妇科疾病中，无论沉弦还是沉细弦脉均提示病情较重，疗程较长。弦脉不仅提示肝郁气滞，还提示肾水不足、水不涵木的情况，提示血海亏虚、阴血不足、肝失所养等病机的存在。若脉见沉或沉细之象，提示病情可能进一步加重，血海枯竭，肝肾阴虚，肝郁气滞，或兼见疼痛，或痰湿内阻，或气血两亏等，治疗有一定困难。若见滑利之象，则提示血海有恢复之象，病情已有好转。

（1）以月经稀发、闭经为主的患者：沉弦脉常提示肝肾不足，血虚肝郁。脉沉考虑脉道鼓动无力，肾气不足，另外可能为阴血不足、脉道不充的情况。弦脉在这里更多应该考虑肾虚水不涵木的情况，所以在治疗中，补肾养血是重点。但还应该考虑到湿阻下焦、湿浊结聚的可能。一般结合舌象综合判断。若见到瘦淡舌、淡黯舌、绛黯舌、黯红舌等，提示多为肝肾不足，肾虚肝郁；若见到肥淡舌、肥黯舌或伴有齿痕，则要考虑水湿、痰湿阻滞的情况，多为脾肾不足，水湿不化，内阻脉道而致脉象沉弦。治疗重点仍然在化湿浊、健脾肾。

（2）以崩漏出血为主的患者：出现沉弦脉，多属血虚脉道不充，乃肝失所养的情况，同时也要根据血量与年龄因素综合考虑。如果是出血量多、年龄较大的患者，主要考虑肾虚不固、血海不安，舌象多为嫩淡、肥淡、淡黯舌。在止血的同时要根据情况应用补肾固冲、养血养肝之法，用药如菟丝子、莲须、覆盆子、白芍、墨旱莲、山药等。如果是出血量多且较年轻的患者，多为肾虚肝郁、阴虚内热、热迫血行的情况，舌象多为红舌、红绛舌、肥红舌、黯红舌等。治疗在止血的同时要以养阴清热、养血疏肝为主，用药如墨旱莲、北沙参、地骨皮、白芍、地黄、侧柏炭等。如果患者淋漓出血且年龄较大，见沉弦脉更多提示着肝肾不足、肾虚血瘀的情况，舌象多为瘦淡舌、淡黯舌等，治疗多以补肾养肝、化瘀止血为主。若是淋漓出血且年龄较轻的患者，见沉弦脉多提示血瘀及夹有伏热的情况。血中伏热暗耗阴液，血中阴液耗伤，脉道不充而脉弦而沉。柴老指出，虽古籍有云"血瘀宫中，新血不能归经而淋漓不尽"，但也不能忽略了客观查体，以免贻误病情。舌象多见黯红舌、绛黯舌等，常伴有腹痛不适的症状。治疗在化瘀止血的同时应用清解阴分之热的药物，如青蒿、地骨皮、白薇等，配合三七、茜草炭，共奏清热止血之功。

（3）胎动不安、胎漏的患者：见沉弦脉提示了血海亏虚。柴老指出，胎动不安患者见到沉弦脉多病情较急，应采取多方面治疗措施为宜。若脉见沉细弦，有血海亏虚较重的可能，血不养胎而致胎动不安。妊娠脉象中本应见滑象，既提示阴血内聚养胎，也提示肾气充实。若脉中滑象不显，脉沉提示了气血虚弱，脉弦提示了阴血不足。治疗应积极保胎。若血海亏虚较重而致胎动不安，舌象多以淡舌为主，治疗在养血健脾安胎的同时要补肾固冲。若因肾虚不固而致胎漏时，舌象多以瘦淡舌、淡黯舌为主，治疗以补肾养胎、固冲止血为主。

（4）以盆腔炎性疾病为主的患者：沉弦脉多为久病下焦瘀滞的表现。若脉见沉细而弦，则提示病邪损伤阴血，血海亏虚。舌象多以黯舌为主，可见淡黯舌、绛黯舌、黯红舌等。在治疗用药方面，祛邪的同时还要健脾养血、化瘀通络。

在辨证过程中，不仅要考虑到湿毒、湿热病邪久留下焦，阻滞经脉、耗伤阴血的情况，还要考虑到血海亏虚，肾气不足，导致血不养肝、水不涵木而致肝郁不舒的情况。前者多表现为局部症状，如腹部的隐痛、下坠、痛经、白带变化及局部器官的粘连、不孕等；而后者多有情志的变化，如烦躁、易怒、睡眠不佳等，同时有月经周期及经量的改变。应仔细辨别。

4. 弦紧脉

柴老认为，在妇科疾病的脉象中，弦紧脉提示着郁滞之象。她还指出，弦紧脉中的弦象是由于肾水亏虚、水不涵木引起的肝郁之象。而"肝无所索则急"导致情绪上的急迫与紧张，会表现为脉象偏紧。肝郁不舒为多种妇科病的病因，可致气滞、血瘀、痰凝等。

（1）以月经稀发、闭经为主的患者：弦紧脉一般在久病的患者中可以见到。不仅提示了肾水亏虚、水不涵木引起的肝郁之象，还显现出患者心理方面的紧张与急迫的情绪，这在治疗用药中要考虑到。柴老常常在选择养阴疏肝药物时加用清热安神的药品，如百合、钩藤、合欢皮、柏子仁、莲子心等，以缓解患者的紧张情绪。同时在具有血瘀、气滞、痰凝等情况时，不宜应用酸敛养阴的药物，如山茱萸、五味子、白芍等，避免留邪。

（2）以崩漏出血为主的患者：弦紧脉多提示患者情绪的紧张，易在年轻患者中见到。一般因为出血时间较长或较多，引起患者心理上的紧张或急迫情绪。肾虚不固，水不涵木，或出血日久，血虚血不养肝而导致肝郁不舒，都可见到弦紧脉。此时止血固冲为治疗的首要目标，配合养肝柔肝之品，出血症状好转会有利于紧张情绪的缓解。同时也要应用一些清心安神之品，如莲子心、首乌藤、茯神、生龙骨、竹叶等。

（3）胎动不安、胎漏的患者：见到弦紧脉是一个比较紧张的信号。脉弦无滑象在胎动不安患者中提示了肾虚肝郁、胎元不固、血海不充、血不养肝等情况，若再同时兼有脉象偏紧的表现，更应关注患者的症状表现，如是否出现腹痛下坠情况、出血情况及程度等，以及黄体酮（孕酮）、人绒毛膜促性腺激素（HCG）等各项指标。治疗主要在于补肾安胎、缓急迫等。用药如覆盆子、菟丝子、莲须、墨旱莲、地骨皮、莲子心、侧柏炭、椿根白皮、苎麻根、山药等。此外，同时根据指标补充孕酮等是很必要的，总以有利于保住胎儿为治疗的首要目的。

应当注意的是，由于患者本身精神因素，如孕后过度紧张等，也会出现脉象偏紧的情况，其主要区别是，这种精神紧张所出现的脉象偏紧仍然是以滑脉为主的，而病理性的弦紧脉是不具备滑象的。

（4）以盆腔炎性疾病为主的患者：弦紧脉一方面提示患者可能存在疼痛的情况，另一方面也提示患者存在情绪上的急迫与紧张。这种情志方面的表现主要考虑为肾水不足，水不涵木而导致肝郁不舒，正如《济阴纲目》中提到的"肝无所索则急"的情况。

不仅病邪对阴血的耗伤使血海不足，血不养肝，月经周期变化对血海的盈亏也同样会有影响。所以治疗中，在祛邪化瘀、通络止痛的同时，一般也会同时应用养阴疏肝。并且，如果患者仍有月经周期的变化，也应根据周期用药。若在排卵后到月经欲来潮时可多用补肾养阴之品，如女贞子、墨旱莲、枸杞子等，以补充肾水之不足。若月经后血海本亏，又出现消耗，则多用养血柔肝之品，如当归、何首乌、熟地黄、白芍等，同时注意理气疏肝，以防滋腻敛邪。

（三）以细脉为主的各类脉象

脉细是妇科临床中较为常见的脉象，常常与其他多种脉象共同出现。前面提到了许多脉细的情况，如细滑脉、弦细脉等，但均不是以细脉为主的脉象。细脉主要提示了虚证，一般为气血不足，脉道血少，故脉象细小，多表现为沉细、细弱等脉象。另外血虚生热、阴虚有热等情况则表现为细数或弦细数等脉象。还有一种情况，水湿内蕴，阻滞脉道而表现出来的脉细，参考舌、证、病史等情况不难判断。在妇科临床中见到细脉为主的脉象提示着血海亏虚、阴虚有热等情况，多为沉细（无力）脉、细数脉、细涩（弱）脉等。

1.沉细（无力）脉

提示着血海亏虚、阴血不足等，若再加上脉象无力，更提示着病情的复杂，血海枯竭、气血两亏等情况。在治疗上多有一定难度，疗程较长。若在治疗过程中见滑利之象，则病情可有转机。总之，此为虚证之脉，治疗以补益为主，但仍应根据证、舌、脉情况综合参考，立法用药，不要一味追求进补而忽略脏腑的协调与平衡，或某些兼证，如气滞、痰湿等情况的存在。

（1）以月经稀发、闭经为主的患者：沉细脉提示了血海亏虚、气血两虚的情况，为血枯闭经的常见脉象。一般病史比较长，治疗过程也会较长，应告知患者坚持治疗。血海亏虚的原因一般为脏腑功能失调。多见脾肾不足，或肝郁脾虚，日久及肾等情况，应多与舌象互参。若舌淡嫩、苔白，结合脉象则提示了脾肾两虚，阴血生化不足，日久血海亏虚，发为闭经。若舌肥淡，则提示脾肾不足的同时有水湿不化的情况。若出现瘦淡舌，则提示肾亏为主，阳气不足，导致脾肾两虚。若出现淡黯舌，则提示以脾肾气虚为主，导致气血运行不畅，有瘀滞存在。若见嫩红舌，则提示有血虚生热的情况，治疗中应注意加强养阴清热的方药。若见黯红舌，则应考虑可能有瘀热阻滞的情况，另外有血海亏虚，日久成瘀的情况。应根据病史做进一步判断。

总之，沉细脉在以月经稀少为主证的疾病中是一种虚性的脉象，在治疗中应以充实血海、补益肾气为目的。而实现这一目的的途径主要为调整、补益脏腑功能，使脏腑功能恢复，阴血化生充足，有余之血可下注血海，使血海渐充。

（2）以崩漏出血为主的患者：见沉细脉应从以下几方面来考虑。若见沉细脉提示了血海亏虚和肾气不足，脾肾不足、肾虚不固是引起出血的原因，而出血也会引起血海的再度亏虚，这要与病史结合进行判断。若患者出血较多、时间较长或淋漓日久，出现沉细脉有可能是出血后引起血海亏虚所致，而出血较少、病程时间很短则提示有可能是肾气不固引起的出血；另外，血海亏虚，出血量一般也不会过多，除非有外邪因素，如邪热迫血等情况，可能出血量会增加。而沉细脉也提示了血海活跃的情况已经下降或结束，出血情况可能会减缓，或此次出血已结束或即将结束。此类脉象多见瘦淡舌、淡黯舌、嫩淡舌等。补肾健脾、养血固冲是治疗重点。若出现绛黯舌、黯红舌则提示有血瘀化热迫血的情况。治疗则要适当增加化瘀清热之品。

（3）胎动不安、胎漏的患者：出现沉细脉，提示血海不足，血不养胎而导致胎动不安。而血虚生热，热扰胎元，胎元不固则易致出血。在治疗上，主要以充实血海为主要目的。一般以健脾补肾为主。脾健，使阴血生化有源，可充实血海。补肾，使肾气得固。若脉相渐渐出现滑象，则提示了血海渐复，肾气渐强，有恢复之象。

在伴随的舌象方面，多伴见淡舌类，提示了血虚不固的情况。若以嫩淡、瘦淡为主，则提示肾气不足较重，治疗偏重补肾、固肾。用药如莲须、覆盆子、菟丝子等。若是肥淡或嫩淡苔白厚的情况，则提示脾虚较重，水湿不化，气血生化无源。治疗中偏重健脾治疗，用药如太子参、白术、茯苓、山药等。

（4）以盆腔炎性疾病为主的患者：见沉细脉也要从两方面来考虑。一方面，若病程较短，症状较明显，舌肥或黯，舌苔偏厚，沉细脉，多考虑湿浊阻滞脉道而导致脉细而沉，此时治疗以祛邪为主，多用利湿化浊、清热利湿、解毒散结等治法，根据具体情况而定，并注意加强气化功能，以期改善局部结聚之势。另一方面，若病程较长，症状不明显或较轻，并影响月经周期或经量，脉见沉细而无力，一般多考虑久病损伤血海、肾气，血虚而脾肾不足，导致脉沉细而无力鼓动脉道，治疗以补益正气、清除余邪为主，多用健脾补肾、养血活血、解毒化湿、化瘀通络等治法，根据具体病情而定。

治疗中应该注意的是，盆腔炎性疾病属下焦病，病邪多合并有湿邪，"湿为阴邪"，其性黏腻，不易去除。往往毒热已祛，而独留湿邪，从而引起病情反复，使治疗时间延长，病情起伏不定。故在治疗中往往需要健脾化湿通络贯穿始终，这也是治疗中的一个特点。

2. 细数脉

此脉也为妇科疾病中常见的一种脉象，主要提示了阴虚内热的情况。

柴老指出，女性阴常不足，若再遇损耗，如疾病耗伤、用脑用眼过度的阴血暗耗等，都会造成病理性的阴血亏虚。而内热的存在，一方面是阴虚生热所致，另一方面也可以是邪热伤阴而又余热未清出现的阴虚内热的情况，要根据病史以及证、舌、脉合参辨查。治疗当中，应用养阴清热药物要注意不可过于滋腻，以防生湿敛邪，也要注意不可清热太过而耗伤阳气。

（1）以月经稀发、闭经为主的患者：细数脉不仅提示了阴虚内热，也提示了肾阴不足、血虚等情况，其病因往往是以慢性损耗为主，如前面提到的慢性疾病引起的消耗、用脑用眼过度、多次妊娠的阴血暗耗、过服补药、饮食生活习惯不良引起的阳明积热耗伤阴血等情况，在询问病史时应注意对这些内容的收集。在舌象中，细数脉常伴见嫩红舌与黯红舌，提示了阴虚内热，或瘀热耗伤阴血的情况。用药多是养阴清热之品，如石斛、玉竹、北沙参、女贞子、墨旱莲等。也可见到绛舌，一般提示了热在血分或血中伏热的情况，常见红绛舌、绛黯舌。同时细数脉伴绛舌也提示了热象深伏于内，不易清除，用药多是凉血清热及清虚热药物，如地骨皮、牡丹皮、丹参、青蒿等。细数脉若见偏淡的舌象，提示了血虚不足的情况，往往以积滞、瘀热为主，舌苔多白厚、黄厚、白干或黄干等，治疗中应用养血药物时应注意舌苔的情况，多应用一些健脾消导、清湿热药物，如熟地黄、当归、白芍、何首乌、阿胶等，配合薏苡仁、枳壳、生麦芽、荷叶、茵陈等。

（2）以崩漏出血为主的患者：见细数脉要根据病程及出血情况来综合考虑。若病程尚短，考虑阴虚内热迫血妄行的情况，出血较多，治疗以凉血止血为主；而淋漓不尽的患者，多考虑肾虚不固的情况，治疗以养阴清热止血为主。若病程较长，考虑出血日久，血海亏虚较重，兼有内热动血的情况。出血仍较多的患者，考虑肾虚不固与内热迫血情况并重，治疗应补肾固冲、清热止血并重，必要时同时应用中西药物，务必以止血为要。而淋漓不尽的患者，考虑内热兼瘀血的可能，用药以清热化瘀止血为主。

（3）胎动不安、胎漏的患者：细数脉与沉细脉的主要区别在于，前者在血海不足、血不养胎的基础上还有热象，主要源于血虚生热，这也是导致胎动不安、胎漏的主要原因；后者则主要为血虚而胎元不固，热象不明显。治疗在健脾养血之时也要注意清热安胎，用药如地骨皮、墨旱莲、玉竹、椿根白皮等。若症状以出血为主，则加强清热止血之品，如侧柏炭、大小蓟炭、苎麻根等。但也要注意不可过于寒凉，因细数脉是以虚证为主的脉象，治疗中仍应以健脾养血、补肾固冲为主要组方原则。若出现滑脉，则提示血海渐复，病情有恢复的趋势。

（4）以盆腔炎性疾病为主的患者：细数脉主要提示了毒热或湿毒伤及阴血，血海亏虚的情况。同时也要考虑到病程日久，虽病邪已弱，但阴血受伤，阴虚内热，导致脉象细数。阴血亏虚、血海受损是脉细的主要原因，而湿毒邪热、阴虚内热是脉数的主要原因。在治疗中，健脾养血与清热解毒或清解余毒多同时应用。但要注意的是，湿性黏腻，不宜应用补血养阴、滋腻收敛之品，可多用健脾益气、养血活血之品，如白术、茯苓、当归、月季花等。用清热解毒药也不宜过于寒凉，以免出现寒湿凝结等情况，要依从患者的自然月经周期，方好施为。

3.细涩（弱）脉

脉见涩象提示了瘀血或血脉的瘀阻。细涩脉提示了阴血不足、血虚血瘀的情况，患者往往伴有疼痛不适等，多为病情深重的一种脉象表现。若脉象再有偏细弱的情况，则提示血海枯竭，在瘀血阻滞的同时，脾肾气虚，无力鼓动气血运行，加重了瘀滞之象，导致治疗更加困难。

（1）以月经稀发、闭经为主的患者：以细涩、细弱为主的涩脉，不要简单考虑为血滞闭经的情况，此类脉象往往提示了血海亏虚的同时，久病成瘀的情况。同时肾虚鼓动不利也是导致血海有瘀的因素之一。舌象往往多见黯舌，如淡黯舌、黯红舌、嫩黯舌、绛黯舌等。治疗主要注意养血化瘀、补益肾气，用药如当归、熟地黄、丹参、茜草、川续断、杜仲等。因治疗周期比较长，用药宜缓不宜急。

（2）以崩漏出血为主的患者：一般不会见到涩脉，但如果因瘀血留滞宫中引起血不归经，淋漓出血，有可能见到涩脉的情况。细涩脉一般多见于病程较长、出血日久、血虚血瘀又肾虚不固的情况，也可见于手术后，瘀血停留，血不归经，出血淋漓等情况。治疗以活血化瘀、补肾养血为主。

（3）胎动不安、胎漏的患者：不易见到细涩脉。一般来说，妊娠脉多以滑利之象为主，即使一些妊娠病脉没有滑象，一般也不会见到脉涩的情况。

（4）以盆腔炎性疾病为主的患者：细涩脉多见于病程日久，气血耗伤而亏虚，胞脉凝滞不通，病情较为深重的情况。多伴有腹痛时作、月经稀少或痛经等。应与舌象综合参考。若伴见淡黯舌、苔白或白干，提示肾虚血瘀，胞脉瘀阻不通，并阴血耗伤、血海亏虚的情况。治疗多以解毒通络、补肾养血为主；若伴见黯红舌、苔黄白干，提示胞脉瘀阻，血海亏虚，余毒未清，治疗多以养血活血、解毒通络为法。

各论

　　前面总论部分主要介绍了柴嵩岩老师对各种常见妇科舌象变化所代表的一般意义的理解，并且向读者纵向展示了同一种舌象在不同妇科疾病中出现所代表的不同意义，以及辨证用药经验。后面各论部分将横向地向读者介绍柴老在同一种妇科疾病中对不同舌象、脉象变化的理解，以及辨证用药经验。

　　柴老反复强调，在辨证用药时，无论是舌象还是脉象，辨证时均不能与疾病本身相分离，只有深刻了解一种疾病的发生发展、病因病理，再结合四诊，才能做出合适的辨证，开出真正适合患者的方子。

第四章

闭经病舌脉象辨证及用药经验

　　柴嵩岩老师长于治疗闭经、不孕症、崩漏等妇科疑难杂病，尤其擅长治疗女性月经稀发、闭经等病。治则以顺应周期、调养阴血为特点，注重调整脏腑功能与恢复气化功能，治疗方法灵活。柴老对许多中医妇科的理论与临床经验都在闭经的治疗中得到充分的体现，其中根据舌象指导辨证用药的经验尤为突出。以下先系统概述柴老的基本观点与治疗原则，再通过病历分析的形式介绍柴老具体的理论观点，以及根据舌象辨证用药的经验。

　　柴老指出，闭经病的病因病机复杂，早在《金匮要略·妇人杂病脉证并治》就已提到："妇人之病……经水断绝……三十六病，千变万端。"可见闭经之复杂难医。所以更应强调个体化辨证，不要分型过细，以免影响用药思路。临床中主要分为血枯闭经与血隔闭经，血枯闭经又可分为偏阴虚与偏阳虚的情况。治疗上要抓住调阴血这条主线。

一、偏阴虚之血枯闭经

　　失血、密产、多产、堕胎、众乳、合多、劳役、偏食等，均可使体内阴血津液损耗而出现阴亏、津伤、血少，无有余之阴血注入血海，血亏无继，乃出现闭经。本病以阴血损耗为主要病机特点。现代医学中的卵巢早衰，很大一部分患者属这一型。

　　在症状表现上，除闭经之外，不同脏腑受累会有不同的表现。例如，心血不足多表现为心慌、心烦、失眠等症状，若生热则症状会加重，并出现口舌生疮等；肺阴虚更多表现为毛发干枯、皮肤干燥等，若生热则易起痤疮，移热于大肠多发生便秘等；肝血不足易出现肝阳上亢的情况，并可横逆犯脾，出现头痛易怒、口苦便秘、胁痛腹胀等；脾胃阴虚则运化不利，阴血生化无源，出现阳明积热等情况；肾阴不足则可见腰膝酸软作痛、下肢无力、足跟痛、白带减少等，并影响天癸、肾气的旺盛，且肾水不足，水不涵木，又影响肝的功能，正所谓"肝无所索则急"。总之，症状表现是多样化的，所以一定要抓住重点，并与舌脉象相互印证。

1. 常见舌象

以偏红的舌象为主，可兼见绛舌、绛黯舌、黯红舌。舌质可嫩可敛，舌形可肥可瘦，但多为正常舌形。舌苔以白苔为主，可见干、少、裂、剥脱、黄白苔等。

2. 脉象规律

因阴虚血少，故以细脉为主，可伴数、弦、沉等。女子脉象一般带有一定的滑利之象，从脉象之有力无力可判断血海之充盈程度。

用药主要偏于养阴清热、养血活血之品，处方如北沙参、丹参、合欢皮、石斛、月季花、女贞子、熟地黄、阿胶珠、全当归、香附等。

柴老指出，即使是养阴补血的方子也决不能仅仅是补血药与养阴药的罗列，要注重气机的顺畅和脏腑功能的协调，抓住患者的主病特点，个体化用药。养阴药物易生滋腻，应有一定的健脾理气药物相佐，如上面所用合欢皮、香附等。加减方面，阴血亏虚，肝火易旺，正所谓"肝无所索则急"，故若出现肝气横逆、肝火妄动的情况，则在疏肝的同时应注意补肾阴，以滋水涵木。若需加强养胃阴力度，可加玉竹；若伴便秘，可加瓜蒌，宽中下气、通便；若心烦，可加百合、莲子心、首乌藤等。在随症加减时，其原则是尽量不用温燥药和收敛药。温燥药有伤阴之弊，而收敛药不利于气机的调畅。应用养阴药如女贞子时可配墨旱莲，一般不用山萸肉；当归的应用也要慎重，因其有一定温性。阴血不足，血少易生瘀滞，活血可用桃仁、茜草。气滞可少量应用郁金。清虚热、除烦可应用地骨皮、莲子心、泽兰、浮小麦等，还可祛滞、交通心肾。

二、偏阳虚之血枯闭经

本病以脾肾阳虚者为多见。因脾为后天之本，气血生化之源，主生血、统血、益气，若脾运不健，则味不化，味不化则血不生，血少则无以灌溉百骸及充实血海。再者，脾受命门火之阳气的温煦才能正常发挥运化作用，若脾伤失运，化生不足，则后天供给减少，肾失水谷精微之滋养，血海也会继发亏欠，月经不能及时而下。由此可见脾肾两脏互相依存的关系。柴老认为，现代医学中多囊卵巢综合征，有很多患者属这一类型。

本病一般以脾肾阳虚、心气不足为主证，患者多肥胖，多见食后腹胀、便溏、乏力易疲、尿少易肿等情况。或有心慌气短，活动后加重，或有怕冷、四肢不温等。若痰湿化热，湿热内蕴，可出现痤疮、口臭、白带色黄有味等。

1. 舌象规律
舌象以偏淡舌象为主，可兼见黯淡、胖淡、齿痕等。舌质多见嫩舌，舌形多肥，可见齿痕；舌苔以白苔为主，可见厚腻、滑腻等。

2. 脉象规律
以沉细脉为主，可伴脉无力、细滑、沉弦、细小等。

用药以益气温阳、养血化瘀为主，处方如太子参、当归、茯苓、菟丝子、蛇床子、郁金、夏枯草、香附、百合、川芎、杜仲等。

全方益气温阳，重点在脾肾方面，不是温阳药物的罗列，而是着重配合益气养血之品，重在加强气化功能。川芎之意在引药入血海。夏枯草、香附等理气散结之品意在疏散因阳虚气化不利所导致的瘀滞。便秘，可加白术、薏苡仁健脾除湿；便干，用当归；便稀，加益母草；腰酸疲乏可加川续断。柴老指出，应用仙茅、淫羊藿（仙灵脾）等温肾兴阳之品时应慎重，在阳气生发的春天应少用。

三、血隔闭经

张景岳云："经闭有血隔血枯不同。"血隔即阻隔，乃有余之实邪隔滞为病，非血海无血，系由于污血凝滞胞门而成，如因寒、因气、因积、因逆等原因引起的血实气滞性闭经。柴老指出，"逆因"主要是指一些逆生理的因素，如人工流产、外伤、惊吓等，因素百端，但又不是人人能遇到的情况。

症状方面，根据病因和患者的体质表现各有不同。因气、因郁多以气滞为主，因寒、因滞多以血瘀为主。气滞以胁痛、腹胀、易怒、善太息为主，血瘀以疼痛、皮肤色黯为主。

1. 舌象规律

以偏黯舌象为主，可兼见偏红、偏淡，以黯红舌为主，也可见绛紫舌，可兼有瘀斑；舌苔以白苔为主，可见黄白苔、白厚苔。

2. 脉象规律

以弦脉为主，可见脉弦细、弦细滑、沉弦。

主要用药偏于活血化瘀（适于有周期疼痛而无月经的情况），如当归、茜草、香附、百合、益母草、桂枝、萆薢、莲子心、桃仁等。总之，以养阴活血、温阳活血为组方用药原则。

柴老指出，现代社会中单纯的气滞或瘀血引发的闭经已是很少见，多数情况是和气滞、瘀血伴随发生。所谓久虚必瘀、久瘀必虚，所以治疗时应注意养阴与温阳的配合。基础体温有上升，可加车前子、延胡索，引气下行，舒畅气机，以利月经。

明确脉象变化对诊查闭经的病情变化有一定的参考意义。

（1）沉滑有力：血海未枯，疗效较好，恢复较快。

（2）细滑脉：提示血海已伤，在治疗初期不宜过度鼓动血海而再伤阴血，以免犯"竭泽而渔"之弊。

（3）沉细无力无滑象：血海重度受损，治疗较难，疗程长。治疗过程中若出现滑象，说明已枯之血海有复苏之象。

（4）沉细略滑：血海亏少，较细滑脉为重。

（5）沉弦滑：说明患者情绪有紧张之象，多为肾阴不足，水不涵木而表现的情绪紧张。治疗时应适当补肾水、疏肝气、调情志。

（6）细滑数：血海已伤而又有热象。柴老指出，此脉于现代城市女性多见。与前面提到的"阴血暗耗"及"二阳致病"理论相关。治疗时应多与病史及主证互参，注意在调补阴血的同时清血海之伏热或清阳明之积热。

（7）弦紧：为瘀滞之象。

（8）弦细滑：若患者年龄已较大，在生理上已有肝肾不足情况，脉中可略见弦象。若年龄小，则说明阴血亏虚较重，肝肾不足，肝气不舒，治疗多困难，预后多较差，不易恢复。

另外，通过脉象还可判断肾气的充盛程度。柴老认为，患者尺脉沉取滑动有力，是肾气渐旺之象。用药时可因势利导，加大活血力度，以促月经来潮。

以上是柴老在治疗闭经时的一些主要观点。下面详细论述柴老根据舌象、脉象的变化指导辨证用药的经验。

【病例】李某，女性，33岁，山东淄博人，2009年1月6日初诊。

主诉：闭经 3 年。

患者 3 年前过度劳累后出现闭经，在当地医院检查，诊断为"卵巢早衰"。未做系统治疗，间断服用中药，无明显效果。3 年来无月经来潮。2008 年 11 月查女性激素：FSH 46.03U/L，LH 17.27U/L，PRL 0.48nmol/L，P 1.78nmol/L，T 0.01nmol/L，E_2 120.78pmol/L。

刻见：闭经，带下量少，无明显阴道干涩情况，无明显潮热、心烦等不适情况，纳食可，二便可。

舌肥嫩黯，苔薄白（图 49）。脉细滑。

其他病史：既往体健。未婚，有性生活史。

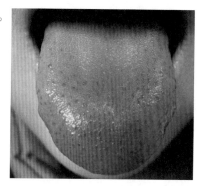

图 49　舌肥嫩黯，苔薄白

月经情况：14 岁来潮，间隔 28 天，持续 5 ～ 6 天，量中等，近 3 年闭经。

中医诊断：闭经。

西医诊断：卵巢早衰。

辨证：脾肾不足，血海亏虚。

治法：补肾健脾，养血活血。

方药：阿胶珠 12g，北沙参 15g，川芎 5g，泽兰 10g，川续断 15g，桂枝 3g，月季花 6g，赤芍 10g，女贞子 20g，乌药 10g，莱菔子 10g，巴戟天 3g，茜草 12g，三棱 10g。

二诊：服上方 2 个月，于 3 月份月经来潮，量中等，感觉良好。基础体温仍为单相。

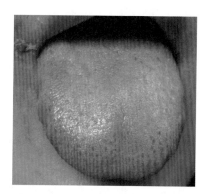

图 50　舌转嫩淡，苔薄白

舌转嫩淡，苔薄白（图 50）。脉细滑。

方药：当归 10g，川芎 5g，茵陈 10g，薏苡仁 15g，合欢皮 10g，莱菔子 10g，大腹皮 10g，桂枝 3g，熟地黄 10g，夏枯草 10g，茜草 12g，蛇床子 5g。

【病例】刘某，女性，38 岁，北京昌平人，职员，2009 年 3 月 25 日初诊。

主诉：闭经 13 年。

13 年前自诉过食冷饮后出现月经稀发，2～3 个月一行，半年余后出现闭经。曾间断中药治疗无效。2 年前（2007 年）在协和医院确诊为"卵巢早衰"，间断服中西药物治疗，效果也不满意。曾行人工周期治疗半年，可有月经来潮，停药后月经仍不能自主来潮。今日来诊求治。

刻见：闭经，白带少，阴道干。纳可，二便调，无其他明显不适。

舌绛红，舌苔薄白（图 51）。脉象沉细滑。

其他病史：既往体健。

月经情况：16 岁初潮，周期 25 天，带经 5 天，量中等，痛经（＋），13 年前闭经。结婚 12 年，孕 0 产 0。

中医诊断：闭经。

西医诊断：卵巢早衰。

辨证：肾气不足，血海亏虚。

治法：养血解郁，益肺补肾。

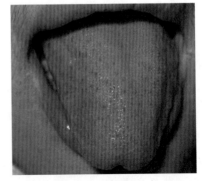

图 51　舌绛红，苔薄白

方药：北沙参 20g，丹参 10g，川芎 5g，绿萼梅 10g，桃仁 10g，夏枯草 12g，苏木 10g，茜草 10g，三棱 10g，丝瓜络 10g，墨旱莲 12g，熟地黄 10g，阿胶珠 12g。

按语：病例李某与病例刘某，两患者症状同以闭经为主证，均无明显的其他症状，在客观检查方面，如基础体温、女性激素、B 超等亦暂时无明显异常。今只有依其舌脉表现对其病机进行分析。因两患者舌象表现完全不同，第一位患者过劳日久，考虑已有阴血耗伤，再根据舌象表现，其舌形偏胖、质嫩，乃为脾肾不足之象，脾虚运化不利，阴血生化无源；加以肾虚，导致气化不利，脏腑的动力不足，而天癸的产生、成熟均是肾气旺盛的结果。因脾肾两虚，一方面导致血海的供给乏源，另一方面因天癸不能顺利产生与成熟，使得月经来潮从物质上和功能上都难以完成，以致闭经。而闭经日久，血海滞涩，又会出现瘀血或生热的情况，这又要从舌色来判断。本例患者舌色黯而未见瘀斑，应考虑为气血运行无力的表现。舌苔薄白说明病情尚未深重，脉细说明了血海不足，而脉细中略见滑象则说明血海尚未枯竭，并且尚有肾气鼓动之象。综上分析，治疗重点应放在补肾养血上。

　　第二位患者因病程较长，故初期发病因素在现在的辨证中基本不用考虑了，应将舌脉表现作为重要的参考依据。此患者舌绛红，这种舌象在闭经中一方面提示了血分有热，另一方面提示阴血受伤明显，故患者亦为血枯闭经范畴。一方面阴血亏虚，血不养肝；另一方面病程日久，心情郁闷，故而肝郁不舒。白带少、阴道干涩为久病肾虚之象，也是卵巢功能受损的主症之一。脉见沉细，多为血海久亏、病情深重之象。故而治疗重点放在养血舒肝方面，而不宜过补。

　　同为血枯闭经，但舌象不同，两患者的用药也是有一定区别的。第一位患者方中以女贞子补肾为君药，补而不腻。柴老补肾喜用女贞子，其味甘苦，性凉，归肝肾经，兼入血分，可补肝肾、滋阴血。又根据五行生克中金水相生的原理提出"补肺启肾"的学说，从肺而治。薛立斋云："天地以五行更迭衰旺……人以五脏六腑亦应之而衰旺……肾水当藉肺金为母，以补其不足。"因此柴老常用北沙参，配合味苦温之川续断补肝肾，阿胶珠养血补血，共为臣药，以达补肾养血之功。再佐以少量巴戟天与乌药，加强温肾助阳之功，并舒畅气机。莱菔子消积行滞，以防滋腻。对于活血药物的应用，柴老不喜用温燥辛烈之品，认为其常有伤阴血之弊，所以多用行而不峻或兼养血之性的药品。方中应用泽兰、月季花均为调经之要药，三棱活血而不燥烈，配以茜草、赤芍化瘀之品，增加了血海的动性，又防止冲任因闭经日久而出现瘀滞，川芎可引药入血海，诸药共用，达活血调经之功。特别要提出的是，方中应用了少量桂枝。患者舌见肥嫩而黯，为水湿内停，气化不利，气血运行不畅之象，故少量应用桂枝以振奋阳气，达通阳化气之功，使诸药能更好地达到其补肾养血的效果。方中虽没有直接健脾之品，但莱菔子、乌药、泽兰均有消积行滞、调畅气机、利水消肿的作用，且归脾经，配合桂枝加强了温阳化气之功，间接达到了运脾健脾的功效。二诊时，患者药后有月经来潮，说明了血海已有渐充实之象，但基础体温显单相，脉象变化不大，可考虑血海仍为不足之态，而舌象转为淡嫩，可见伏邪有所消退，患者体质本虚，舌象为脾肾两虚、水湿内停的表现。治疗重点在养血的同时应加强利水化湿之力，为防止补肾之品滋腻，加重运化不利的情况，暂减补肾药物。方中以当归为君，养血又有活血之性，配以熟地黄、川芎加强补养阴血之功，又可引药入血海，一动一静，以防滋腻，实为临床用药之巧处。茵陈、薏苡仁、莱菔子、大腹皮化湿健脾，利水消积，又有通利之功。蛇床子温肾助阳，配少量桂枝取其气化通阳之功。夏枯草、合欢皮清热疏肝安神，茜草化瘀以防冲任瘀滞。可以看出，全方用药的转变均以舌象的变化为主要提示。

　　第二例患者为绛红舌，虽然血海亏虚闭经，但仍提示血分有热，故方中重用北沙参、墨旱莲以养阴清热，阿胶珠、熟地黄养血以补充血海之亏虚，川芎引药入血海，丹参养血、活血兼有清热之用，再配以绿萼梅、夏枯草疏肝清热，以达到全面调理之目的。柴老在疏肝药中喜用绿萼梅，其性平，味微酸、涩，归肝、胃、肺经，主要功效为疏肝解郁、开胃和中、生津除烦。柴老认为，本药属轻度疏肝药，为妇科疏肝理气常用药物，还有散结利气之功，多用于年龄偏大的患者。本患者病程13年，因长期的功能困扰，在血海血亏的同时血滞明显，同时因久滞而生热，舌象绛红也支持此所见，故而化瘀药的应用也是必要的。方中针对此患者的化瘀行滞之品主要为桃仁，既活血化瘀，又入肝治闭经；三棱、苏木化瘀行滞而不伤正，又无辛燥之性；茜草兼有凉血、化瘀之功。柴老还根据"久病入络"的理论选用丝瓜络，一方面有引药入络的意思，另一方面发挥通络消滞的功效。

对比两方，同为针对血枯闭经，因舌象的差异而组方的思路就有所不同。同需补肾养血，第一位患者因舌质偏嫩黯而选用了部分温肾之品，以助阳气推动气血，并配合理气消积滞之品；而第二位患者因舌绛红，则选用了养阴清热之品，并配合疏肝清热之法。柴老在相同疾病中，因不同舌象表现而用药选择、组方思路的不同由此可见一斑。

【病例】严某，女性，34 岁，北京人，2015 年 1 月 13 日初诊。

主诉：月经量少 1 年，闭经半年。

一年半前引产术后，出现月经量少，月经周期尚准确，未予治疗。半年前出现月经闭止，于外院求治，诊断为"卵巢早衰"，予口服黄体酮撤血治疗，效果不满意。今日来诊求治。

刻见：现偶有手足心热，多情志不舒，精力、体力尚可，带下可，纳食可，二便调。

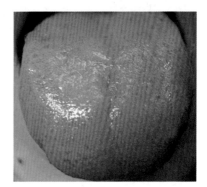

图 52　舌黯红，苔白

舌黯红，苔白（图 52）。脉细滑。

其他病史：既往体健。

月经婚育情况：既往月经规律，5 天 /30 天，经量中等，无痛经，末次月经 2014 年 6 月 30 日；结婚 7 年，孕 5 产 0，2009 年 2 月行人流术，2010 年 6 月胎停育，行清宫术；2011 年 6 月胎停育，行清宫术。2012 年 11 月生化妊娠，2013 年 7 月因检查胎儿唇裂行引产术。

辅助检查：女性激素，FSH 40U/L，LH 11U/L，E$_2$ 117pmol/L，PRL

1.18nmol/L；盆腔超声，子宫大小 4.7cm×5.1cm×4.5cm，内膜厚 0.5cm，多发子宫肌瘤。自测基础体温单相（36℃左右）。

中医诊断：闭经。

西医诊断：卵巢早衰。

辨证：肾虚血瘀，血海伏热。

治法：补肾活血，化瘀清热。

方药：当归 12g，阿胶珠 12g，地骨皮 10g，玉竹 10g，青蒿 6g，荷叶 10g，金银花 12g，荷梗 10g，丝瓜络 15g，杜仲 10g，萹蓄 6g，茜草炭 12g，川楝子 6g，香附 10g。

二诊：2015 年 2 月 3 日复诊，药后于 2015 年 1 月 29 日有月经来潮，量偏少。测基础体温为不典型双相。

舌黯红，苔薄白（图 53）。脉细滑。

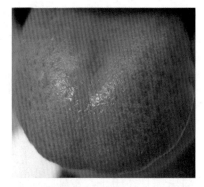

图 53 舌黯红，苔薄白

方药：车前子 10g，天冬 10g，北沙参 12g，丝瓜络 10g，月季花 6g，川芎 5g，桃仁 10g，枳壳 10g，茵陈 10g，菟丝子 15g，生甘草 5g，女贞子 15g。

三诊：2015 年 3 月 17 日复诊，末次月经 2015 年 2 月 28 日，测基础体温不典型双相。

舌嫩红，苔薄白（图 54）。脉细滑。

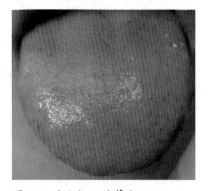

图 54 舌嫩红，苔薄白

方药：太子参 12g，当归 10g，熟地黄 10g，白术 10g，地骨皮 10g，天冬 10g，泽泻 10g，钩藤 15g，茯苓 10g，女贞子 15g，菟丝子 15g，月季花 6g。

四诊：2015 年 5 月 5 日复诊，末次月经 2015 年 4 月 27 日，测基础体温为不典型双相。自诉近日工作劳累，乏力明显。

舌肥嫩黯，苔白（图 55）。脉细滑。

方药：车前子 10g，桂枝 2g，当归 10g，白术 10g，茯苓 10g，泽泻 10g，生甘草 5g，桔梗 10g，冬瓜皮 15g，广木香 3g，续断 15g，菟丝子 15g。

五诊：2015 年 6 月 2 日复诊，末次月经 2015 年 5 月 27 日，测基础体温为不典型双相，自诉劳累乏力好转。

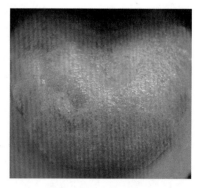

图 55 舌肥嫩黯，苔白

舌淡黯，苔薄白（图 56）。脉沉细无力。

方药：太子参 12g，桑枝 12g，丝瓜络 10g，泽兰 10g，月季花 6g，郁金 6g，女贞子 15g，续断 12g，熟地黄 10g，佩兰 3g，茯苓 12g，丹参 12g，川芎 5g。

六诊：2015 年 10 月 15 日复诊，患者每月均有月经来潮，本次来诊，末次月经 2015 年 9 月 23 日。测基础体温典型双相。自诉近期轻度外感，病愈后出现月经后轻度头痛及小便黄伴灼热感等情况，无其他不适。

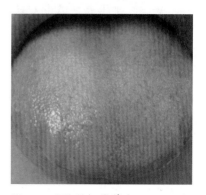

图 56 舌淡黯，苔薄白

舌红，苔薄白（图 57）。脉细滑。

方药：北沙参 15g，青蒿 6g，芦根 12g，黄芩 6g，莲子心 3g，菟丝子 15g，

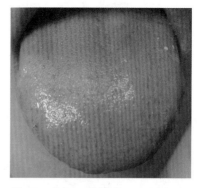

图 57 舌红，苔薄白

玉竹 10g，菊花 10g，葛根 5g，冬瓜皮 15g，泽泻 12g，石韦 12g。

七诊： 2015 年 12 月 29 日复诊，末次月经 2015 年 12 月 22 日，测基础体温为不典型双相。2015 年 12 月 23 日测女性激素 FSH 7.09U/L，LH 3.46U/L，E_2 110.42pmol/L，PRL 0.78nmol/L，T 2.31nmol/L。

舌淡红，苔薄白（图 58）。脉细滑。

方药：枸杞子 15g，续断 15g，白芍 10g，阿胶珠 12g，丝瓜络 10g，地骨皮 10g，浙贝母 10g，川芎 5g，桃仁 12g，车前子 10g，白术 10g，月季花 5g。

按语： 患者在第一次人流术后，连续出现 4 次不良孕史，又多次行清宫术、引产术且时间较为集中，导致冲

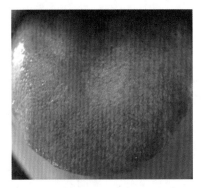

图 58 舌淡红，苔薄白

任受伤，血海亏虚，肾气受损，最终导致闭经的发生。舌脉象方面，舌黯红、苔白、脉细滑，考虑为瘀滞有热、血海受损的情况。结合病史症状，辨证方向考虑为肾虚血瘀，血海伏热，而治疗以养血补肾、化瘀清热为主。患者疾病以虚实夹杂为特点，一方面肾气不足、血海亏虚为疾病的本质，另一方面血瘀内热、湿聚下焦的情况也是存在的。

方药在重点突出的同时也要标本兼顾。方中当归、阿胶珠、杜仲为补肾养血的主药，茜草炭化瘀，地骨皮清血中之伏热，再配合青蒿清虚热，金银花解毒清热，玉竹清热养阴，川楝子清热疏肝，萹蓄、荷叶、荷梗、丝瓜络清热化湿浊而通络，多药共用，以达化瘀清热之功。香附理血脉，为佐使之品。在第一诊当中，由于舌象表现为黯红，故虽以养血补肾为治疗的主要目的，但方中大量的用药集中在化瘀清热方面，这也是柴老在疑难疾病治疗初期常用的方法，去除表象，暴露本质，柴老形象地称之为"解外衣"。

患者在用药后第二诊时便有少量月经来潮，提示了在一定程度上去除瘀滞、湿毒等方面的影响后，血海有一定的恢复。而舌脉变化不大，舌苔转为薄白苔，提示致病因素仍然存在。二诊方中加强了活血化瘀之品，应用川芎、桃仁活血破血，并配合活血调经的月季花。应用了菟丝子、女贞子、天冬等补肾之品益肾气、补肾阴，并配合北沙参，在养阴清热的同时达到金水相生、补肺启肾的功效。这也是柴老用药经验之一。茵陈、丝瓜络、车前子利湿化浊，又有通络之功，同时车前子走下，有引血下行的作用。枳壳行气宽中，以防补益之品的滋腻。生甘草清热又调和诸药。柴老在治疗闭经的过程中，只在血海有一定恢复的情况下才会用活血药物。本例患者药后月经来潮，说明血海受损有一定的恢复，所以加大了活血化瘀药物的应用，同时改以补肾为主，再应用车前子走下，以因势利导，以期月经再次来潮。

三诊时再次有月经来潮，月经间隔30天，舌象为舌嫩红、苔薄白，脉细滑。症状的改善与舌象的变化提示了血瘀湿聚情况的解除，疾病暴露出本质。舌质嫩为虚证之舌，以脾虚、肾虚为主，嫩红提示仍有热象，结合病情考虑为血虚生热所致。辨证思路以脾肾不足、血虚有热为主，治疗以健脾补肾、养血清热为用药思路。方中太子参、白术、茯苓健脾，菟丝子、天冬、女贞子补肾，当归、熟地黄养血，地骨皮、泽泻、钩藤清热泄热，月季花调经。患者每月均有月经来潮，之后诸诊均按照舌脉证变化做出方药的调整，而补脾肾、养阴血的思路不变。

值得一提的是四诊与六诊。患者四诊时自诉因工作劳累出现乏力不适，舌象由嫩转肥嫩，舌色转黯。柴老指出，此处的黯舌与之前的黯舌有所不同。前者提示瘀血的情况，后者舌肥嫩，故考虑为气虚推动不利，又有脾虚湿阻，以致血运不畅，而非瘀血的情况。治疗以健脾化湿、芳香化浊为主，并少量应用桂枝以振奋阳气，以利气化之功。六诊时，患者外感后出现余毒未尽、化热内扰的情况，头痛、尿热，舌象转红。治疗自然应证改变，以清解余毒为主，用青蒿、芦根、菊花、黄芩、泽泻、石韦、冬瓜皮、莲子心、葛根等。但方中仍然保留了少量益肾养阴之品，如菟丝子、北沙参、玉竹等，以维持治疗，选择的药物均为平补之品。待患者症状消失，再转回原来的治疗方式。

由此可见，每一诊的治疗一方面贯穿核心治疗，另一方面根据具体的舌脉证辨证用药，其中舌象是重要的参考依据之一。

经过一年的治疗，患者月经完全恢复，女性激素正常，临床治愈。

【病例】患者孙某，女性，26 岁，河北人，2014 年 10 月 14 日就诊。

主诉：月经后错 11 年，闭经 2 年。

患者 15 岁初潮，从初潮开始月经后错，最长 3 个月一次月经，一直未予治疗。近 2 年月经闭止，间断应用"人工周期"治疗，有药物性月经，停药后则无月经来潮，无其他不适情况。当年在外院检查，诊断为"多囊卵巢综合征"。来诊求治。

刻见：月经闭止，无明显其他不适，无潮热汗出。纳食可，二便可。

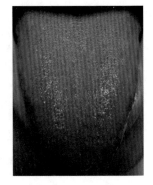

图 59　舌绛红，苔白

舌绛，苔白（图 59）。脉细滑。

其他病史：既往体健，无其他病史。

月经婚育情况：初潮 15 岁，7 ～ 10 天 /1 ～ 3 个月，量中等，无痛经。末次自然月经在 2012 年 11 月 16 日。结婚 2 年，未避孕不孕，无孕史。

辅助检查：2013 年 5 月 22 日查女性激素，FSH 2.91U/L，LH 9.71U/L，P 38.80nmol/L，E_2 98.45pmol/L，T 2.43nmol/L；2014 年 5 月 6 日做盆腔超声，子宫 4.9cm×4.5cm×3.1cm，内膜 0.9cm，双侧卵巢为多囊表现。

中医诊断：闭经。

西医诊断：多囊卵巢综合征。

辨证：肾气不足，血虚血瘀。

治法：益肾养血，化瘀清热。

方药：北沙参 15g，当归 10g，茜草 10g，泽兰 10g，月季花 6g，地骨皮 10g，枸杞子 15g，川芎 5g，夏枯草 10g，生麦芽 12g，丹参 10g，女贞子 15g，桑寄生 15g。

二诊：2014 年 11 月 25 日复诊，无月经来潮，自测基础体温为单相。

舌红，苔白（图 60）。脉细滑。

方药：北沙参 15g，丹参 10g，石斛 10g，泽兰 10g，玉竹 10g，生麦芽 12g，青蒿 6g，地骨皮 10g，桃仁 10g，生甘草 6g，百合 12g，月季花 6g，丝瓜络 10g。

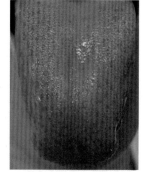

图 60　舌红，苔白

三诊：2014 年 12 月 16 日复诊，无月经来潮，未诉其他不是，自测基础体温为单相。2014 年 11 月 27 日复查女性激素，FSH 6.9U/L，LH 20.57U/L，E_2 358.31pmol/L，T 1.73nmol/L；同日复查盆腔超声，子宫 4.8cm×3.9cm×2.9cm，内膜 0.7cm 回声不均，双卵巢未及异常。

舌黯红，苔白（图 61）。脉细滑。

方药：北沙参 15g，桃仁 10g，泽兰 10g，茵陈 10g，夏枯草 10g，桔梗 10g，浙贝母 10g，荷叶 10g，杜仲 10g，茜草 12g，丝瓜络 10g，车前子 10g，川芎 5g，苎麻根 6g，冬瓜皮 15g，菟丝子 15g。

四诊：2015 年 1 月 13 日复诊，患者与 2014 年 12 月 26 日出现月经来潮，带经 3 天，量少，无痛经。自测基础体温有双相改变。有便秘情况。

舌绛，苔白，脉细滑。

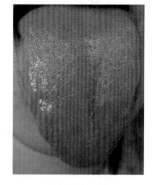

图 61　舌黯红，苔白

方药：北沙参 15g，浙贝母 10g，茵陈 10g，地骨皮 10g，女贞子 15g，石斛 10g，荷叶 10g，金银花 10g，百合 10g，夏枯草 10g，郁金 6g，玉竹 10g，月季花 6g，丝瓜络 10g，丹参 10g，川芎 6g。

五诊： 2015 年 9 月 15 日复诊，分别于 2015 年 3 月 11 日与 2015 年 8 月 14 日两次月经来潮。自测基础体温为单相与不典型双相交替出现。2015 年 8 月 17 日复查女性激素，FSH 7.83U/L，LH 8.86U/L，T 0.01nmol/L，E_2 153.72pmol/L。

舌黯红，苔黄白，脉细滑。

方药：北沙参 15g，荷叶 10g，黄芩 6g，枳壳 10g，扁豆 10g，茵陈 10g，丹参 10g，夏枯草 12g，浙贝母 10g，瞿麦 6g，苏木 10g，桃仁 10g，槐花 6g，青蒿 6g。

六诊： 2016 年 3 月 8 日复诊，分别于 2015 年 10 月 24 日、2016 年 1 月 4 日、2016 年 2 月 27 日月经来潮，经量有所增加，自测基础体温均为不典型双相。2016 年 1 月 6 日复查女性激素，FSH 4.72U/L，LH 6.65U/L，E_2 99.63pmol/L，T 1.13nmol/L，PRL 14.73nmol/L。

舌黯红，苔白，脉细滑。

方药：车前子 10g，瞿麦 6g，当归 10g，川芎 5g，丝瓜络 10g，砂仁 3g，茜草 10g，夏枯草 10g，苏木 10g，柴胡 5g，荷叶 10g，益母草 10g，川续断 15g，杜仲 10g。

按语： 本例患者舌象的变化是比较有特点的。从发病来看，患者从初潮便有症状，一直处于月经稀发的状态，虽然闭经时间 2 年，但病史其实已经 11 年之久了。患者月经从未正常，考虑先天肾气不足，血海亏虚，不足以支撑每月月经来潮的损耗，表现为月经稀发。随着年龄的增长，社会活动的丰富，以及结婚等情况，阴血、肾气消耗逐渐增加，故月经闭止。血海日久不能更新则生瘀生热，肾气虚弱，水湿代谢不充分，多出现湿聚下焦成瘀的情况。患者初诊舌象表现为舌绛、苔白，充分提示了血海伏热、血海瘀滞之象，舌苔白又提示了水湿不化的情况存在，而脉细滑提示了血海不充、血海受损等情况。故治疗中应贯穿充实血海、补益肾气的思路，以化瘀清热为重点。这里的瘀滞既有血海瘀阻，又有湿滞成瘀的情况，治疗中都应顾及。

方中北沙参既清热养阴，又补肺启肾，是柴老一项重要的用药经验，不再赘述。配合桑寄生增强补肾气之功，配合枸杞子、女贞子补肾养阴清热，配合当归、丹参养血活血。多药共同配合，以达到补充血海、补益肾气的作用。茜草、地骨皮清血海之伏热而化瘀，川芎、月季花活血调经，泽兰化湿活血，生麦芽消积，夏枯草清热解毒、疏肝理气。全方攻补兼施，标本兼治，考虑周全。

在二诊时，患者服药1个月无月经来潮，基础体温单相，舌象由绛转红，考虑目前的主要矛盾在热伤阴血方面，治疗中转以养阴清热为重点。方中北沙参仍为主药，用以养阴清热、补肺启肾。之后重点应用丹参、石斛、玉竹、百合共同加强清热养阴的作用，青蒿、地骨皮配合用以清血热及清虚热，桃仁、月季花活血化瘀调经，丝瓜络、泽兰化湿又通络化瘀，生麦芽消积，生甘草清热解毒又调和诸药。二诊方与一诊方最大的不同在于一诊方用药全面，二诊方用药重点突出。

患者三诊时未见月经来潮，女性激素中 FSH 与 LH 有明显的比例倒置，而盆腔超声中双侧卵巢的多囊现象消失。基础体温仍为单相。检查提示病情有了松动。患者舌象由红舌转为黯红舌，舌苔仍白，提示目前病情的重点由郁热伤阴转为瘀滞有热，故治疗的重点也要转为以清热化瘀为主。而化瘀的重点不仅仅在活血化瘀，因为肾虚，水液代谢不利，所以要应用利湿理气的药物，以解除湿聚成瘀的情况。方中北沙参仍为主药，配合菟丝子、杜仲加强补益肾气功能，苎麻根清热固冲，共同达到补肾固肾的作用。活血化瘀药物选择桃仁、川芎、茜草，而余药全部为清热化湿理气之品。全方通过活血、化湿、理气，共同达到解除瘀滞的目的。

　　四诊时患者已有月经来潮，量少、无痛经，基础体温转为不典型双相，而舌象又再次转为绛舌、舌苔白。以上情况一方面说明了病情好转，另一方面也说明患者病情的基本病理特征并没有改变，故治疗仍然要坚持之前的用药方向。方中仍然北沙参作为主药，配合女贞子、百合、石斛、玉竹等养阴清热，丹参养血活血，川芎、月季花活血调经，地骨皮、金银花清血热而解毒，余药仍为化湿清热、理气通络之品。方中加强了养阴清热的力度，以防热伤阴血。

　　五诊时患者已经再有两次月经来潮，经量有所增加。女性激素中 FSH 与 LH 的比例倒置情况基本得到纠正。基础体温单相与双相交替出现。以上均提示病情的明显改善。舌象转为黯红，舌苔黄白，提示病情的重点再次转到以瘀滞为主的情况。而舌苔黄白则提示湿热应为导致瘀滞的重点。方中仍用北沙参；以苏木、桃仁活血化瘀为主，两药均有活血而不燥的特点；丹参性凉，养血活血，余药均为清热利湿理气之品。其中要提到的是瞿麦与槐花。柴老认为，瞿麦利湿的同时又有活血走下之功，在血海渐充后，少量应用瞿麦有引导经血下行的作用。而槐花清阳明热，防止阳明积热耗伤阴血，也是柴老的一项用药经验。

　　再次复诊，患者又有 3 次月经来潮，复查女性激素稳定，无明显 FSH 与 LH 比例关系倒置的情况，基础体温均为不典型双相。未再见到绛舌，舌象转为黯红，苔白，提示患者的病情得到明显改善，血海伏热、肾气不足的情况得到基本改善，故治疗方向调整为以补肾活血通经为主。方中川续断、杜仲、当归、川芎、苏木补肾活血并用，车前子、瞿麦利湿活血走下，茜草、益母草化瘀，余药理气化湿通络。目前患者仍在坚持治疗中。

　　本患者病情深重，治疗困难，但柴老抓住患者舌象的变化，予以针对性的调整，使患者病情渐渐得到改善。这是一例非常典型的根据舌象转换治疗方向，同时又贯穿着对患者基本面治疗不变的病例。

　　【病例】患者张某，女性，27 岁，重庆人，2012 年 5 月 5 日初诊。

主诉：闭经 2 年。

2 年前因劳累及情志因素出现闭经，就诊于当地医院，诊断为"卵巢早衰"，给予口服克龄蒙 1 年，服药期间有间断的月经来潮。停药后虽间断服中药治疗，其间并无月经来潮。今日来诊。

刻下症见：闭经，伴有潮热、盗汗，带下少，阴道干涩，饮食、睡眠欠佳，小便正常，大便干燥。

舌嫩红，少苔（图 62）。脉细滑。

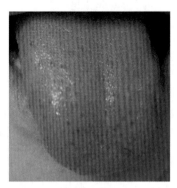

图 62　舌嫩红，少苔

其他病史：既往 9 岁时因车祸面部受伤，15 岁突然出现面部肌肉痉挛抽动的情况，在当地医院诊断为面部神经受损。症状时有发作，无其他病史。否认药食物过敏史及其他过敏史。

月经婚育情况：13 岁初潮，月经 3 天 /30 天，量中，色红，血块（－），痛经（－）。结婚 3 年，未避孕未怀孕，无孕史。

辅助检查：2012 年 4 月测女性激素，FSH 99.55U/L，LH 36.19U/L，E_2 135.42nmol/L；盆腔超声，子宫大小 4.5cm×3.4cm×4.4cm，内膜厚约 0.87cm。

中医诊断：闭经。

西医诊断：卵巢早衰。

辨证：脾肾不足，血海伏热。

治法：补肾健脾，养血清热。

方药：柴胡 3g，当归 10g，茜草 12g，桃仁 10g，菟丝子 15g，玉竹 10g，白术 10g，山药 12g，丹参 10g，生甘草 5g，浮小麦 12g，百合 10g，合欢皮 10g，浙贝母 10g，川芎 5g，茯苓 10g，枳壳 10g，香附 10g。

二诊：2012 年 6 月 30 日复诊。药后于 2012 年 6 月 7 日月经来潮，6

月9日复查女性激素，FSH 29.74U/L，LH 5.85U/L，E_2 54.9nmol/L。自测基础体温为单相。近期饮食不规律，偶有腹泻。

舌嫩红，苔薄白，脉细滑。

方药：当归10g，阿胶珠12g，川芎5g，菊花10g，车前子10g，香附10g，木香3g，杜仲10g，合欢皮10g，钩藤15g，桃仁10g，泽泻10g。

三诊：2012年9月1日复诊。自诉服药30剂后停药，末次月经2012年6月7日，7月及8月无月经来潮，自诉因工作原因，近期起居、饮食不规律，

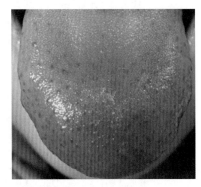

图63　舌黯红，苔薄白

眠差，心烦，汗出，大便不成形。自测基础体温为单相。

舌黯红，苔薄白（图63）。脉细滑无力。

方药：北沙参15g，莲子心3g，浮小麦15g，女贞子15g，石斛10g，生甘草5g，金银花10g，百合15g，墨旱莲15g，桃仁10g，车前子10g，黄芩10g，丹参10g，泽兰10g，丝瓜络10g。

四诊：2012年10月27日复诊，药后月经连续来潮，末次月经2012年10月24日，前次月经2012年10月4日，心烦、汗出、眠差等症状基本消失，自诉面部抽搐近2个月明显减轻，基础体温不典型双相。2012年10月26日测女性激素，FSH 18.85U/L，LH 5.80U/L，E_2 142.74nmol/L；盆腔超声，子宫大小4.5cm×3.6cm×4.2cm，内膜厚约0.7cm。右卵巢内见0.7cm×0.6cm卵泡。

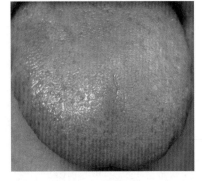

图64　舌淡红，苔薄白

舌淡红，苔薄白（图 64）。脉细滑。

方药：菊花 12g，钩藤 10g，桔梗 10g，浙贝母 15g，夏枯草 12g，郁金 6g，丝瓜络 15g，枸杞子 15g，女贞子 15g，当归 10g，阿胶珠 12g，墨旱莲 15g，桑寄生 15g，川芎 5g，菟丝子 15g，金银花 12g。

按语： 此患者的情况比较复杂。柴老认为一切非自然的因素作用在人体所造成的伤害均为"逆因"伤害，如车祸、人工流产、某些破坏性手术、自然灾害、被辱骂和殴打等，从中医角度讲，它不仅使机体受到伤害，同时因为突如其来或情绪中产生的惊恐均可伤肾。此患者 9 岁遭遇车祸，面部受伤，被突然的惊恐伤及肾气。月经来潮后一直经量偏少并多年不孕，与其不无关系。而作为年轻女性，面部受损并遗留有局部肌肉抽动的情况，也使其情志常年不舒，肝郁日久生热，伤及阴血。肝郁引致脾虚，日久阴血生化不力，又致血海不足。生活中过度劳累及情绪波动又使阴血损耗加剧，继而血海亏虚不继而闭经。其病因之本质为肾虚郁热。舌嫩红是脾肾虚伴有热象的表现，苔少提示热伤阴液，脉细滑提示血海受损阴血不足。总体辨证为脾肾不足，血海亏虚，阴虚伏热。

柴老指出，在治疗初期，因患者存在脾虚血虚的情况，又见嫩红舌，故补肾应在健脾清热的基础上以平补、缓补为主，而根据患者的病情及嫩红舌、少苔的表现，在清热之中要考虑到活血、清虚热、养阴血，同时更要考虑到闭经日久，对于血海亏虚情况的调整。方药中白术、茯苓、山药健脾益气，配合菟丝子平补肾气，共达健脾补肾之功；当归、川芎、桃仁养血活血，配合茜草、丹参清热凉血化瘀，以解血海之血虚瘀滞；配合玉竹、百合以养阴清热，配合枳壳以清虚热而宽肠，取合欢皮清心热，加浮小麦增强养心之功，诸药同用，共达清热养阴、补益血海之功效。同时，柴老在方中还应用了一些动性药品，如香附理气养血，与柴胡配合疏肝，与当归配合又养血活血；浙贝母与川芎、柴胡配合具有增强气化之功；少量甘草调和诸药，又有清热解毒之性，以防郁热内生。全方考虑周全，既考虑久虚不宜峻补，又对清热中的诸多方面进行了协调，同时兼顾清热时可能带来的瘀滞。

患者服药1个月便有月经来潮，复查女性激素已经下降至诊断标准以下，但基础体温仍为单相。舌脉变化不大，但舌苔已有薄白苔。从舌脉来看，舌质、舌色没有改变，脉象仍然提示血海受损，血海亏虚尚未得到恢复，因此，脏腑功能失调的情况尚没有根本性改善。在下一步治疗中，柴老着重清热养血，在充实血海的同时去除耗伤血海的因素。以当归为主药，配合阿胶珠加强养血，配合川芎、桃仁以活血化瘀，解除血海的瘀滞，配合香附理血脉而养血疏肝，加杜仲达养血补肾之功；清热以菊花为主，还有解毒之功，以防热久生郁。配合钩藤清肝热以缓解肝郁，配合合欢皮清心热以安神，缓解患者的紧张情绪。泽泻清下焦之热，并具备利水固肾之功，使热从尿解。此外，车前子与木香又可温中行气，以缓解患者因饮食不规律而致的腹泻。

患者三诊时因未按时服药，因情绪等因素，病情出现了一些变化。月经未再来潮，并伴有眠差、心烦、汗出、大便不成形等症状，自测基础体温为单相。舌象由嫩红舌转为黯红舌，脉象表现细滑无力。提示辨证重点应有改变。黯红舌提示已有血瘀之象，但热象仍然存在；细滑无力之脉表示血海受损的程度有所加重。此处瘀血与血海亏虚的情况应共同来考虑。血海亏虚而闭经，日久必然导致血海的瘀滞，血海的瘀滞又影响了血海亏虚的恢复，致使阴血不能正常注入血海。再因劳累、情绪不舒，更使症状凸显出来，如心烦、失眠、汗出等。脾运不利，出现大便不成形。在治疗上应以清热化瘀为主线，其中主要是清心安神、凉血活血等，用金银花、北沙参、女贞子、墨旱莲、百合、石斛、生甘草、莲子心、丹参等药共达此功。活血化瘀药易伤阴血，要避免过度应用。方中选用桃仁、泽兰、丹参，化瘀不伤阴血，丹参又具有清热凉血之功，一药多用。泽兰化浊，与丝瓜络、车前子之燥湿、利水配合，又可解决大便稀溏的问题，以防过燥伤阴。针对烦躁、汗出，用浮小麦以清心安神、除烦止汗。全方重点突出，以舌、脉象为主要参考辨证依据。

四诊时患者连续服药 2 个月，病情明显改善。月经多次来潮，诸证基本消失，面部抽搐也明显减轻，基础体温出现了不典型双相，而女性激素指标进一步下降，超声提示卵巢已见卵泡。舌象转为舌淡红、苔薄白，提示脏腑功能得到明显的改善，脉细滑也提示血海有一定的恢复。下一步治疗仍然立足于患者的基本病理状态组方用药，以清热疏肝、补肾养阴为主，促进气化之功，以利气血的生化。方中菊花、金银花、夏枯草清热，配合钩藤、郁金疏肝并清肝热，配合女贞子、墨旱莲、枸杞子以清热养阴；菟丝子、桑寄生补肾，与女贞子、墨旱莲、枸杞子共同达到滋补肝肾之功；当归、阿胶珠养血，配合川芎以养血活血；浙贝母、桔梗、川芎促进气化之功。以利气血化生。全方根据患者基本的病理状态，立足于舌脉的变化，组方目的明确。之后电话随诊，患者已有规律月经。

【病例】患者王某，女性，34 岁，北京人，2015 年 4 月 14 日初诊。

主诉：闭经 8 年。

8 年前无明显诱因出现闭经，外院诊断为"卵巢早衰"，曾间断服中草药调理，均无月经来潮，今日来诊。

刻下症见：闭经 8 年，饮食、睡眠尚可，带下无，阴道干涩，小便正常，常年大便干，1 ～ 2 日 1 次。

舌黯红，苔薄白（图 65）。脉细滑。

其他病史：既往体健，否认药物、食物过敏史及其他过敏史。

月经婚育情况：患者 17 岁初潮，既往月经规律，5/30 天，量中，色红，血块（－），痛经（－）。结婚 2 年，未避孕未怀孕，无孕史。

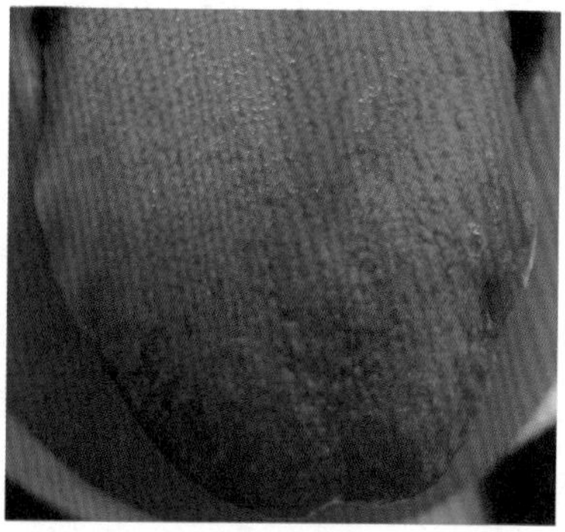

图 65　舌黯红，苔薄白

辅助检查：2015 年 4 月 9 日查女性激素，FSH 88.5U/L，LH 36.4U/L，E_2 73.4pmol/L，T 0.69nmol/L；盆腔超声示子宫大小 3.4cm×3.4cm×2.3cm，内膜厚约 0.6cm。

中医诊断：闭经。

西医诊断：卵巢早衰。

辨证：阳明伏热，肾虚血瘀。

治法：清阳明热，益肾活血。

方药：旋覆花 10g，泽兰 10g，当归 10g，川芎 5g，夏枯草 10g，茜草 12g，车前子 10g，瞿麦 6g，浙贝母 10g，茵陈 10g，桃仁 10g，生麦芽 12g。

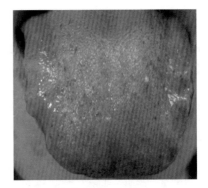

图 66　舌肥偏淡，苔薄白

二诊：2015 年 5 月 12 日复诊，测基础体温单相，便干好转，仍阴道干涩，无白带。

舌肥偏淡，苔薄白（图 66）。脉沉细滑。

方药：阿胶珠 12g，枳壳 10g，郁金 6g，丹参 10g，当归 10g，月季花 6g，白术 10g，黄精 10g，续断 15g，茜草 12g，浙贝母 10g，红花 5g。

三诊：2015 年 10 月 20 日复诊，患者服药 5 个月，每月 20 剂，2015 年 10 月 13 日月经来潮，行经 3 天，量少。基础体温单相，自诉诸症好转，有带下，阴道干涩感消失，大便转正常。2015 年 10 月 15 日查女性激素，FSH 26.10U/L，LH 15.6 U/L，E_2 141pmol/L，T 0.69nmol/L；盆腔超声提示子宫 4.6cm×4.4cm×3.7cm，内膜厚 1.2cm。

舌淡黯，苔白（图 67）。脉细滑。

方药：枸杞子 15g，茵陈 10g，当归 10g，泽兰 10g，墨旱莲 12g，白术 10g，生麦芽 12g，桃仁 10g，白扁豆 10g，金银花 10g，川芎 5g，丝瓜络 10g。

四诊：2016 年 2 月 23 日复诊，服药 4 个月，2 月 10 日再次月经来潮，带经 3 天，经量较前次增多。测基础体温有不典型双相，无便干及阴道干涩感，无其他不适。

舌肥黯，苔白（图 68）。脉沉滑。

方药：车前子 10g，当归 10g，茜草 10g，桃仁 10g，杜仲 12g，阿胶珠 10g，薏苡仁 12g，月季花 6g，夏枯草 10g，黄芩 6g，丹参 10g，川芎 5g。

五诊：2016 年 4 月 26 日复诊，前方服用 2 个月，于 2016 年 3 月 15 日及 4 月 13 日均月经来潮，行经 5 天，量中等。白带增多，基础体温不典型双相。2016 年 4 月 16 日查女性激素，FSH 6.99U/L，LH 4.93U/L，E_2 119pmol/L，T 0.69nmol/L；超声提示子宫前位，4.3cm×3.4cm×2.9cm，内膜厚约 0.9cm，左侧卵巢（LOV）2.5cm×1.6cm，右侧卵巢（ROV）2.4cm×1.7cm。

舌黯红，苔薄白（图 69）。脉沉滑。

方药：枸杞子 15g，茵陈 10g，白术 10g，茯苓 10g，桃仁 10g，菟丝子 15g，丝瓜络 10g，桔梗 10g，女贞子 15g，当归 10g，茜草 12g，薏苡仁 15g，杜仲 10g，月季花 6g。

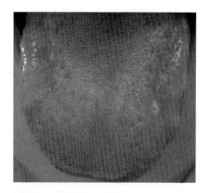

图 67　舌淡黯，苔白

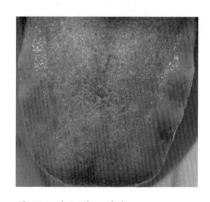

图 68　舌肥黯，苔白

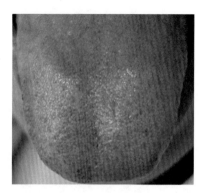

图 69　舌黯红，苔薄白

按语：患者闭经日久，无明显诱因，有常年便干情况。柴老认为患者大便常年偏干，存在阳明积热，积热日久伤及阴血，不但血海受损，而且由于脏腑失养，阴血生化能力下降，日久便发生月经减少或闭经的情况。脉细滑也提示了血海亏虚之象。这也是柴老"二阳致病"理论的主要观点。从舌脉辨证来看，闭经日久，大便干，阴道干涩，舌黯红、苔薄白，脉细滑，应考虑阳明积热、肾虚血瘀为主。治疗思路上，柴老主张先祛邪，尽量解除实邪的干扰，再以调整脏腑功能为主，待阴血恢复，血海渐充，月经自会得到改善。故首诊用药以清阳明热、活血化瘀为主。方中旋覆花入太阴肺与阳明大肠经，有下气软坚之功；生麦芽入脾胃经，行气健脾，消食开胃。茵陈入脾胃及肝胆经，有清利湿热之功。三药配合，达到清阳明胃肠积热之用。再配合夏枯草入肝胆经，清热解毒散结，以助疏肝行气清热；活血化瘀方面，应用桃仁、当归，既有活血之功，又有润肠之效。再配合川芎、茜草加强化瘀功效，泽兰入阳明经，化瘀利水。浙贝母配合川芎，有加强气化的功效；车前子走下焦，有引药之功；瞿麦走下，利水活血。全方以祛邪为主，解除实邪的干扰，也为以后的治疗做准备。

患者服药1个月，复诊时便干情况已经好转，仍有阴道干涩，无月经来潮。舌象见淡肥舌，提示脾肾不足为目前的辨证重点。脉沉细滑仍然提示血海受损较重。治疗重点为健脾补肾、养血化瘀。方中应用白术配合黄精健脾益脾阴，续断补肾；郁金疏肝理气，以缓解肝木对脾土的克伐；枳壳下气导滞以消除胃肠积滞，浙贝母祛痰湿，诸药共用，以达健脾补肾之功。阿胶珠、当归、丹参补血活血，配合月季花、茜草、红花活血化瘀。全方用药围绕辨证，而辨证主要参考了舌象的变化。

患者三诊来时已经有月经来潮，便干和阴道干涩情况基本消失。超声提示子宫有所增大，内膜增厚。女性激素中FSH指标已经低于卵巢早衰诊断标准，但基础体温仍然单相，月经量偏少。舌象由肥淡转为淡黯，舌苔有所增厚，提示脾虚湿胜及血瘀为主要辨证方向；脉细滑提示血海尚未恢复。治疗中加重健脾除湿之力。方中白术健脾益气，配以生麦芽、白扁豆健脾消积除湿，茵陈除湿清热，丝瓜络除湿通络；当归、桃仁、川芎活血养血化瘀；泽兰有活血化瘀之功，兼能芳香化浊；金银花清热解毒，防止瘀久化热生毒。方中还增加了枸杞子、墨旱莲以补肾养阴。考虑患者病情已经渐渐稳定，治疗中调补的比重应渐渐加强，故略加重平补肾阴之品以助疗效。

四诊时患者月经再次来潮，经量增加，基础体温出现不典型双相，便干及阴道干涩情况消失。舌象转肥黯，苔白，脉沉滑。患者月经再次来潮，且经量增多，基础体温由单相转为不典型双相，脉象由细滑专为沉滑，均提示了血海渐渐恢复、肾气渐充的情况；而舌仍偏黯，舌体偏肥，提示瘀滞仍然存在，并且脾肾不足的情况依旧。治疗重点在养血化瘀、补肾健脾。方中阿胶珠、当归、丹参养血活血，配以桃仁、茜草、川芎、月季花活血化瘀；应用杜仲、薏苡仁补肾健脾，少用黄芩燥湿清热；夏枯草清热疏肝散结，辅助健脾；车前子利水走下。方中注重血分药品的应用，以期月经继续恢复。

患者五诊时已经连续月经来潮3次，经期规律，经量正常，基础体温见不典型双相，超声提示子宫附件大小均恢复正常，内膜0.9cm，女性激素指标转为正常。舌黯红，苔薄白，脉沉滑。从临床症状、体征、检查来看，患者的卵巢早衰已经临床治愈。从舌脉来看，脉沉滑提示了血海恢复，而舌黯红提示仍有一定程度的瘀滞之象。故目前治疗以调补脏腑气血为主，佐以化瘀。方中应用菟丝子、杜仲、女贞子、枸杞子补肾阴、温肾阳，白术、茯苓、薏苡仁健脾利湿，共达补益脾肾之功。当归养血活血，配合桃仁、茜草、月季花以活血通络。茵陈清利湿热，丝瓜络化湿通络，桔梗理气，三药配合，以防补益太过，生湿化热。全方用药简单明确。在症状基本消失后，以舌象为主要辨证参考依据来组方用药。

纵观整个治疗过程，历经一年有余，症状多变，其中最主要的是舌象的变化。辨证用药的思路也主要参考了舌象的动态改变，取得了较好的疗效。当然应当指出的是，参考舌象的辨证及用药思路的调整是一定要在某一个疾病的范畴之内的，若不考虑疾病本身的特点，仅靠舌象辨证进行临床用药，是不符合中医学整体观念的基本学术原则的。

第五章

崩漏病舌脉象辨证
用药经验

5

　　功血是功能失调性子宫出血的简称，主要是由于神经内分泌失调引起的子宫异常出血，可分为无排卵型与有排卵型两大类。前者中医称为崩漏，凡月经非时而下、量多如注者为崩，日久淋漓不尽者为漏，虽出血状况不同，但其发生的机制相同，在疾病发展过程中常有相互转化，故临床上习惯崩漏并称。其临床特点是月经周期、经期、经量发生严重紊乱。西医传统的观点认为，无排卵型功血的发生与内分泌失调有关。由于下丘脑－垂体－卵巢轴调节失常，卵巢失去周期性的排卵功能，子宫内膜长期受雌激素作用而无孕激素，由于雌激素的分泌波动，子宫内膜出现不规则脱落而出血。

　　关于崩漏的病因病机，《素问·阴阳别论》中有"阴虚阳搏谓之崩"，《诸病源候论·漏下候》对崩中之病有"冲任之气虚损，不能制其经脉，故血非时而下"，提出一虚一实的病因病机。自古有"塞流、澄源、复旧"的治疗本病的大法，具体治法颇多。褚玉霞教授治疗时在初期多"益气清热、祛瘀止血"以塞其流，次用"辨证求因"以澄其源，后用"补肾健脾"以还其旧。常青教授善用活血化瘀法为主治疗本病。陆华教授运用清热解毒法治疗更年期功血（崩漏），并主张忌用补法，获得显著效果。可见诸多名家之丰富经验矣。

　　柴老认为，本病证的发病机制是各种原因引发的冲任损伤，不能约制经血，经血从胞中非时妄行。在脏责之于肾虚，又与脾虚或肝郁等因相关。在气血方面，主要与气虚、血瘀、血热有关。治疗方面，柴老发挥古人提出的"塞流、澄源、复旧"的治崩三法，在出血期根据"暴崩多虚，久漏多瘀"的观点，依病情采取固冲、收敛、化瘀、止血的方法以治标；在止血期则依据血热、气虚、血瘀及脏腑失调情况，以养阴清热、益气补虚、化瘀祛邪、调理脏腑诸法调本；病情缓解后，再以补肾、调肝、益脾、调补冲任等治则以使患者恢复。其中，舌象是认证用药的主要依据之一。

1. 舌肥嫩红

伴出血量多，多为虚象，因气虚有热、冲任不固而出现出血，出血期多用清热固冲、收敛止血之品为主药，如生牡蛎、仙鹤草、侧柏炭、大蓟、小蓟等；又因舌质嫩，佐以益气、养血、清热之品，如太子参、白术、生黄芪、山药、墨旱莲、女贞子、枸杞子、白芍等。

2. 舌黯红或绛黯

月经淋漓不止，是有瘀血，瘀血不去则新血不能归经，柴老谓此为"客夺主位"，必要祛瘀血方能止血。多以茜草炭、益母草、炒蒲黄、三七粉等为主药，止血期常用郁金、月季花、桃仁、苏木、当归等为主药，养血、活血、清热并用，以期祛除伏瘀。

3. 舌红绛、少苔

多为阴虚有热。出血期在固冲、止血的同时多用白茅根、莲子心、柴胡等清热之品，调经时常用女贞子、墨旱莲、地骨皮、栀子、白芍、枸杞子、侧柏炭、大蓟、小蓟等，养阴、清热、止血，又不失益肾阴固冲之意。

4. 舌肥嫩淡

乃脾肾不足、冲任不固之象。因脾肾不足，运化无力，在出血期应急则治其标，以固冲、止血为主，多配合香附、益母草等以止血化瘀；经前期则应健脾肾、养阴血，配合固冲、止血之品，如太子参、山药、当归、益母草、女贞子、墨旱莲、白芍等，或再配以生牡蛎或仙鹤草。在应用养阴血药物时，为避免滋腻之弊，常佐砂仁、陈皮等。

柴老治疗崩漏，非常重视瘀血的去除。她认为，虽然崩中多虚、多热，出血量多，但在固冲止血的同时仍要常配化瘀止血的药物，如三七、茜草炭等。而漏下患者则多有瘀血停滞。《普济方·妇人诸疾门》指出："既崩而淋漓不断，血瘀于内也。"一方面，瘀血不去，新血不生；另一方面，冲任受阻，新血不能归位，故出现经血淋漓不止。又可因寒热、气滞、痰凝、外邪等因素干扰而加重瘀血。这样瘀血导致出血，出血加重瘀血，瘀血可认为是崩漏的致病因素，又成为各证型的共同病理产物。此时应慎重应用收涩药物，否则会增加瘀血残留的可能，反而不能取得满意疗效。

在促进宫内瘀血排出方面，柴老善用益母草配阿胶珠。柴老指出，益母草有促进子宫收缩的作用，而阿胶珠有滑利之性，这样有利于瘀血的排出。在治疗过程中，柴老还主张适当加用清热解毒药品，因为漏下的患者带经日久，要考虑到有外邪侵扰的可能。柴老多用金银花、连翘等，既解毒又有清热之功。下面两个病例略可说明之。

【病例】患者李某，女性，24岁，北京人，职员，2009年6月23日初诊。

主诉：月经淋漓不尽8年。

患者8年前出现阴道淋漓出血，持续1年半，量少不净。于外院服中药后出血停止，但月经周期每月提前10～15天。从6年前（18岁）至今，月经7～10天/10～15天，量少，淋漓（仅用护垫）不净。未系统治疗，今日来诊求治。

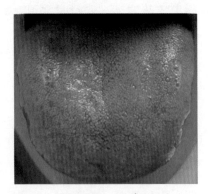

图 70　舌肥嫩黯，苔薄白

刻见：月经周期短，持续时间较长，量少淋漓不尽，末次月经2009年6月21日至今，无小腹疼痛，二便可，无其他不适。

舌肥嫩黯，苔薄白（图70）。脉细滑。

其他病史：既往体健。

月经情况：15岁初潮，之后第一年月经规律，16岁时月经淋漓不止一年半。18岁月经7～10天/10～15天，量少淋漓。未婚，否认性生活史。

辅助检查：2008年12月29日，女性激素，T 2.79nmol/L，E_2 150.85 pmol/L，LH 23.77U/L，PRL 0.32nmol/L，FSH 3.46U/L，P 3.34nmol/L。2008年12月27日B超，子宫4.5cm×2.8cm×3.9cm，内膜不厚，内见多个卵泡，左侧最大0.8cm，右侧最大0.6cm。

中医诊断：崩漏。

西医诊断：多囊卵巢综合征。

辨证：肾虚血瘀，冲任不固。

治法：补肾化瘀，清热固冲。

方药：北沙参15g，地骨皮10g，合欢皮10g，丹参10g，莲子心3g，菟丝子12g，远志5g，生甘草6g，何首乌10g，丝瓜络10g，川芎5g，车前子10g。

患者服药10剂血止，随访3个月，自诉每月经前服药10剂，月经7天/25天，经量可。

【病例】患者杨某，女性，28岁，北京人，职员，2009年5月12日初诊。

主诉：月经淋漓不尽3个月余。

患者3个月前无明显诱因出现月经淋漓不尽，阴道出血1个月余不止，量少淋漓，于外院服用黄体酮撤血治疗。血止20天，月经来潮，仍然淋漓不尽。今日来诊求治。

刻见：5 月 10 日开始再次阴道少量出血，偶有小腹疼痛，无其他不适，近 3 个月否认性生活史。

舌绛红，苔白略厚（图 71）。脉沉细弦。

其他病史：无其他病史。

月经情况：14 岁初潮，周期 30 天，带经 5～7 天，量中等，末次月经 2009 年 5 月 10 日。结婚 3 年，2006 年行人工流产一次，术后有正常月经。

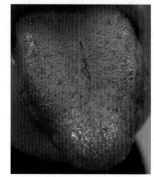

图 71　舌绛红，苔白略厚

辅助检查：2019 年 4 月 19 日查女性激素，E_2 106.68pmol/L，T 3.50nmol/L，P 1.43nmol/L，PRL 20.98nmol/L，FSH 4.7U/L，LH 7.12U/L。2009 年 3 月 20 日 B 超，子宫 5.2cm×4.0cm×4.1cm，内膜 0.7cm。双侧卵巢内可见多个无回声区。

中医诊断：崩漏。

西医诊断：多囊卵巢综合征。

辨证：肾虚湿热，冲任不固。

治法：补肾养血，清热利湿。

方药：车前子 10g，丝瓜络 10g，女贞子 10g，阿胶珠 10g，月季花 6g，夏枯草 10g，黄芩 10g，金银花 10g，地骨皮 10g，莱菔子 12g，土茯苓 20g。

患者服药 7 剂血止，随访 3 个月，共服药 30 剂，月经来潮，停药 5 天，之后未再服药。月经 5 天 /30 天。

按语：病例李某与病例杨某同为青年女性，均诊断为"多囊卵巢综合征"，均以月经淋漓不净为主症，无其他明显不适症状，但两患者的舌、脉象多有不同。病例李某舌肥嫩黯，舌苔薄白。前面提到舌肥嫩黯为不足、有瘀之象。不足多为脾肾不足，气化不利，水湿运化不利，多见嫩舌，舌黯为瘀滞之象，结合嫩舌，则考虑为气血运行无力所致的瘀滞。再结合本患者初潮至今一直月经淋漓不净，脉象细滑，未见数大，考虑以肾虚不固为本，兼血海亏虚有瘀为标。治疗以补肾化瘀、清热固冲为主。方用菟丝子补肾固冲，配用北沙参补肺启肾，取金水相生之意。何首乌、丹参、川芎入血海，既养血又有祛瘀之功。地骨皮清下焦虚热，丝瓜络通经络、和血脉，合欢皮、远志、莲子心清心安神，与丹参配合又有养心之功，取补火生土之意以达健脾之效。车前子走下，利湿的同时有引药下行的作用。生甘草清热调和诸药。全方药味虽少，但一药多意，药物相互配合巧妙，方义明确，均是柴老用药的特点。

病例杨某舌绛红，舌苔白、略厚，脉沉细弦。绛红舌多见于热伤阴血，合舌苔白、略厚则属热中有湿，但并不能认为是热破血行而出现的淋漓不尽，因为患者的脉象为沉细见弦，故仍以血海不充、冲任不固为本，湿热内蕴为标。治疗以清热利湿、养血固冲为主。方中女贞子、阿胶珠、地骨皮养阴血以清热固冲，金银花、夏枯草、黄芩、莱菔子、土茯苓、车前子清热去湿化痰浊，金银花又有解毒之功，以防淋漓日久，邪毒由下侵袭；黄芩清热、燥湿，夏枯草清热、疏肝气，莱菔子化气、祛痰湿，土茯苓解毒、祛胃浊，车前子走下、利湿，均为一药多用；月季花、丝瓜络和血脉、通经络。

两患者组方用药均主要参考舌象，辅以脉象，辨证用药方向明确。同为固冲，但因舌象的不同，一以补肾化瘀为主，一以清热利湿为主，用药选择均有不同。这也是柴老对某一疾病的治疗无常用方剂、固定方剂的原因。

第六章

盆腔慢性炎性疾病舌脉象辨证用药经验

　　盆腔炎是盆腔内生殖器官、盆腔周围结缔组织及盆腔、腹膜等发生炎性病变的总称，分为急性与慢性两种，以慢性盆腔炎多见。临床表现以长期反复发作的下腹部或腰骶部疼痛、白带增多、月经失调和痛经为主，部分患者可因本病并发输卵管阻塞性不孕，以及异位妊娠，是妇科的常见病、多发病。慢性盆腔炎常见慢性输卵管炎与输卵管积水、输卵管卵巢炎和输卵管卵巢囊肿、慢性盆腔结缔组织炎等。本病在古代文献中没有专病论述，散见于腹痛、痛经、不孕、癥瘕、带下、崩漏等病证，其特点是多起病缓慢，病情缠绵，反复发作，严重影响患者的生活质量。

　　中医认为，本病因经行产后，胞门未闭，风寒湿热之邪或虫毒等乘虚内侵，与冲任气血相搏结，蕴积于胞宫。病情反复进退，耗伤气血，以致虚实错杂，缠绵难愈。在病因病机与辨证方面，各医家主要集中在各种原因所致的瘀血、湿浊、湿热、邪毒等阻滞冲任下焦，或多产、房劳，脾肾两虚，又有湿毒痰瘀阻滞。辨证多为血瘀气滞、湿浊痰阻、湿热内蕴、脾肾两虚、气血不足、冲任失调等。治疗方法有内服中药、中药灌肠、中药离子导入、针灸治疗等，集中在活血化瘀、清热解毒、祛湿通络、健脾益肾、调理冲任等方面。

　　柴嵩岩老师认为，盆腔炎性疾病既可引起女性经、带、胎、产等病证，又可在疾病中后期出现一系列衰弱证候，如失眠、疲乏、不思饮食、情绪改变等，严重时可影响患者的生活质量。在诊疗时，患者的舌象变化对于辨治本病有重要作用。

1. 红舌（或红绛舌）

红舌或红绛舌是盆腔炎性疾病的常见舌象之一，尤其多见于慢性炎症的急性发作期。红舌主内热，而盆腔炎病位在下焦，临床多考虑为下焦湿热或湿热瘀结。红舌也可见于青春期功血及大量应用激素的患者。在用药方面，柴老常以清热解毒、凉血利湿为主，多用金银花、紫花地丁、川楝子、土茯苓、竹叶、石韦、黄芩、野菊花、柴胡、槐花等。

其中金银花、紫花地丁、野菊花皆为五味消毒饮中所用之清热解毒要药；竹叶、石韦清心利尿，使热邪从小便出；槐花、土茯苓清热解毒走大肠；此时用柴胡清肝退热、升提无妨，但药量不宜太大。若遇月经期，凉血药需慎重少用；若月经量多，可加大蓟、小蓟、侧柏炭、茜草炭、棕榈炭；月经量少则可加当归、炒蒲黄养血活血化瘀。用药时既要注意配伍应用行气药、养血药，又要注意不要滋腻、不影响正常的月经周期；而且健脾培土、和胃益中需贯彻始终。若月经血量正常者，应用血分药要轻，可用生牡蛎固冲任；但月经周期后错者则不用生牡蛎，可加当归、川楝子、土茯苓清利湿毒、养血行气。

辨识红舌还要结合舌苔。有苔者说明尚无急伤，正气损伤尚浅，治疗以祛邪为主；无苔者则说明病情迁延且深重，正气已经受伤，治疗时一定要兼顾扶助正气。若红舌兼舌苔厚者，应酌加荷叶、枳壳、槐花、大腹皮、莱菔子、瓜蒌等宽中行气、化湿祛浊；若红舌兼舌苔干者说明已有伤阴之象，应酌加玉竹、石斛养阴清热。对于年龄偏大的患者，阴血已亏，更应注意阴血虚而易生内热，若见心肝有热，可加莲子心、钩藤以平肝热、清心火。

2. 黯舌（或黯绛舌）

黯舌为盆腔炎性疾病后遗症之常见舌象，辨证应从气滞、血瘀、湿浊考虑，柴老常根据患者的具体舌象来判断。若黯舌兼有瘀斑，可辨为气滞血瘀，治以清热解毒，需配伍行气活血药，如枳壳、益母草、川楝子、茜草炭、川芎、郁金。黯舌兼舌苔厚腻，可辨为内有湿浊，或湿瘀互结，治以清热解毒，需配伍化瘀利湿药，如当归、茜草炭、炒蒲黄、金银花、瞿麦、茵陈、车前子。

柴嵩岩老师认为，妇人有无瘀滞应重点从舌辨认，治疗方面侧重于活血、除湿。例如，盆腔炎伴有出血者舌质黯，可用覆盆子、莲须、生牡蛎、墨旱莲固冲任，同时佐川芎、茜草炭、炒蒲黄化瘀滞；盆腔炎伴有痛经者舌质黯，常用三七粉、金银花、瞿麦，化瘀兼具通利之性，可缓解疼痛；盆腔炎伴有情绪紧张、忧虑者舌质黯，常佐合欢皮、绿萼梅。输卵管伞部不通的患者出现黯舌，需要应用化瘀药，并配合通络之品，相对好治；若为输卵管根部不通则难治，还需告诫患者可能有宫外孕风险，或继发不孕症。如果见到患者为黯绛舌，说明病程较长，病情深重，短时间难以治愈，应向患者说明，使其了解病情，配合治疗，施以缓图之功。

3. 绛舌

绛舌多与红舌、黯舌相兼，通常显示病情较深重，多有血分伏热。盆腔炎性疾病患者若病程长久、反复发作，临床可见红绛舌，多为热邪深入营血，容易导致血热妄行，有出血倾向；若绛舌伴有失眠多梦、大便干燥者，为心肾伏热，其阴液亏、正气伤比较严重，柴老惯用刘奉五瓜石汤，认为瓜蒌皮加石斛有滋阴通痹的作用。单纯的绛舌多见剥脱苔，而舌苔剥脱在整体辨证上属于气阴两伤，根据舌苔剥脱的部位可判断受伤脏腑。绛红舌若见中心剥苔为脾肾不足，周围有白苔说明为实热证，对于此类盆腔炎性疾病患者，应在清热解毒药中加益阴补血之品，如知母、玉竹、阿胶珠等。

4. 敛舌

敛舌为气血津液不足，不能上达充养舌体，舌质出现裂纹，说明气血津液亏损较重。故若见敛舌（常与黯绛舌并见）、舌有裂纹，辨证当为气血津液大亏。炎症患者出现敛舌，则治疗既要清热行气，又要滋阴养血；但不宜除湿（避免温燥劫阴液），不宜散结（避免耗散伤气血）。柴嵩岩老师常用北沙参、夏枯草、地骨皮、牡丹皮、生牡蛎、墨旱莲、土茯苓、桃仁、野菊花、莲子心、川楝子等药物。柴老认为行气不宜用药性辛温的香附，而宜用性凉的川楝子。若大便干可加全瓜蒌，口渴加玉竹，月经少加丹参，心烦加栀子、浮小麦。

5. 淡舌

盆腔炎性疾病以慢性病变和病程长久者多见，如输卵管粘连或梗阻、盆腔炎性包块等。柴嵩岩老师指出，慢性炎症出现淡舌在临床并不少见，一般证属脾虚湿浊结聚，气血不足，治法宜化浊除湿、散结行气，兼促气化。虽然炎症未除，伴有疼痛，法当清解，但柴老强调要注重标本关系。若过用苦寒，重伤阳气，反而增加虚寒或痰湿凝聚之弊，妨碍胃气运行和全身气化。此外，柴老对于舌淡患者也不提倡用酸敛药，如乌梅、五味子、白芍等，恐其不利于炎症消退，为临床用药之忌。临床常用药物如冬瓜皮、薏苡仁、当归、香附、夏枯草、炒蒲黄、槐花、川芎、三七粉、杜仲等。因月经正常，不必多用血分药，可加生牡蛎软坚散结，少佐活血药；痛经可加三七粉（月经干净后连服 1 天，或经期单服，不入汤药）。若寒湿蕴结，可用薏苡仁渗湿走下，荔枝核温经散结，佐用香附、炒蒲黄或茜草炭以助行气化瘀之力。若出血淋漓，可以用生牡蛎固之，待月经干净后重点用化瘀药，下一轮月经临近时停药观察。总之，柴老一般不单用清热解毒药。此时，对于伴有便秘的舌淡患者，柴老不建议用瓜蒌，恐其生湿，可用当归、郁李仁、肉苁蓉等，或佐用地骨皮，以免温药生热。

【病例】南某，女性，35 岁，已婚。2010 年 6 月 15 日初诊。

主诉：婚后未避孕，近 3 年未孕。

现病史：平素月经正常，5 天 /28 ～ 30 天，血量中等。结婚 5 年，怀孕两次，2005 年 11 月因早孕行人工流产，2007 年 3 月因右侧输卵管壶腹部妊娠行腹腔镜手术。此后，月经血量减少，3 ～ 4 天即净。最近 3 年未避孕而未能受孕，其爱人精液检查无异常。2007 年 8 月行子宫输卵管碘油造影提示右侧输卵管不通，左侧输卵管变形，通而不畅。分别于 2008 年 3 月、11 月及 2009 年 8 月进行 3 次试管婴儿助孕均告失败。于外院妇科检查，诊为盆腔炎。

刻见：来诊时带下少，饮食可，二便调，偶有腰痛；末次月经 2010 年 6 月 9 日。

舌肥嫩黯红，苔薄白（图 72）。脉象沉滑。

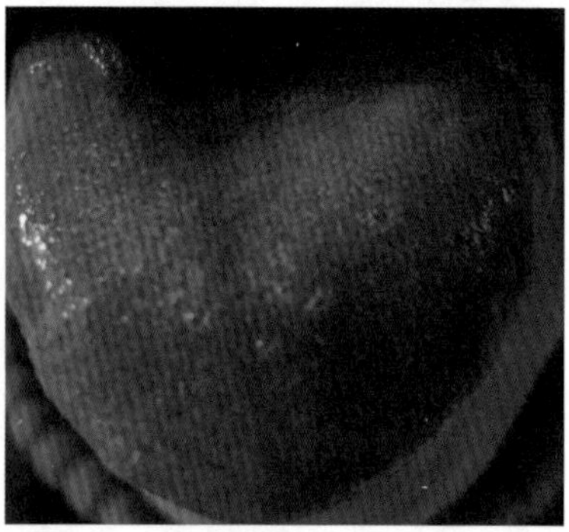

其他病史：既往体健，无其他疾病史。

中医诊断：不孕。

西医诊断：盆腔炎性疾病后遗症；继发性不孕症。

图 72　舌肥嫩黯红，苔薄白

辨证：血海受损，湿热阻滞冲任。

治法：调养血海（益肾养血），清热祛湿。

方药：当归 10g，川芎 5g，月季花 6g，丝瓜络 10g，川续断 12g，杜仲 10g，女贞子 15g，川楝子 5g，紫花地丁 10g，荷梗 10g，土茯苓 15g，延胡索 10g，泽兰 10g，香附 10g，益母草 10g，乌药 5g。

20 剂，水煎服，每日 2 次；嘱患者每日测量基础体温（BBT）。

二诊：2010 年 7 月 6 日。

末次月经 2010 年 6 月 9 日，BBT 典型上升已维持 10 天。患者服药后无特殊不适，饮食可，二便调，腰痛缓解，带下不多。

舌黯红，苔薄白（图 73）。脉象细滑。

方药：生牡蛎 15g，益智仁 10g，桔梗 10g，生甘草 5g，女贞子 10g，杜仲炭 10g，月季花 6g，川芎 5g，全当归 10g，大腹皮 10g，延胡索 10g，茵陈 12g，百合 10g，香附 10g。

20 剂，水煎服，每日 2 次；嘱患者于月经第 5 天服药。

三诊：2010 年 8 月 10 日。

患者前次月经 2010 年 6 月 9 日，末次月经 2010 年 7 月 9 日，现停经 32 天；BBT 典型上升已维持高温 18 天。尿妊娠试验阳性；于 8 月 7 日自查血 HCG 1581U/L。患者已怀孕，继服中药保胎。

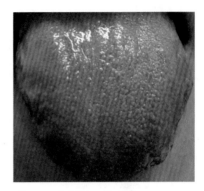

图 73　舌黯红，苔薄白

按语：盆腔炎性疾病后遗症最易侵害输卵管，造成输卵管阻塞性不孕症，占女性不孕症的 29.9%。对于柴嵩岩老师辨证治疗输卵管阻塞性不孕，笔者体会如下。

阻塞性不孕，多因有形之邪壅塞脉道，胞脉气机阻滞不通，精卵相遇受阻而致不孕。有形之邪可为湿邪、血瘀。湿邪又有内外之分，外湿为感受环境湿邪；内湿为脾虚失运，肾虚气化不利，水液代谢失常，水湿内停。血瘀多系寒凝、气滞，或血脉受伤引发的后果。感受湿浊者治以利湿化浊；脾肾阳虚，水湿内停，则治以健脾温肾之法。血瘀阻滞者当治以活血化瘀，并针对胞脉阻塞的病变特点治以行气通络、软坚散结之法。

本例患者舌质肥嫩，提示其脏气不足、脾肾气虚，是湿浊产生、停聚的关键；而舌色黯红则与反复手术、屡用激素、盆腔炎症和求子心切等密切相关。两方面因素相加，造成血海受损、湿浊毒邪乘虚侵袭胞脉，湿热下注、湿毒瘀阻、胞脉不通而致不孕。患者脉有滑象，说明血海虽有受损但尚不严重。故首诊处方以当归养血，土茯苓祛湿浊，共为君药。臣药可分为两组，以辅助君药，女贞子、川续断、杜仲、月季花补肾养血；紫花地丁、泽兰、益母草清热解毒祛湿。荷梗、川楝子、延胡索、香附、乌药调畅气机、行气化滞，共为佐药。川芎、丝瓜络为使，引诸药入血海，兼通胞络。

二诊时观患者舌质已不见肥嫩之象，说明湿毒之邪基本消退，而舌黯红则为瘀滞未除。脉象细滑说明血海尚不充足，故治疗仍以当归、女贞子、杜仲、益智仁、月季花、百合养血补肾，以利血海之充养；生牡蛎既可清热固冲，又能软坚散结；延胡索、香附、桔梗、大腹皮理气行滞；茵陈、生甘草清热利湿解毒；川芎引药入血海。两诊共 40 剂汤药，使患者血海得养、胞络得通而成功受孕。

【病例】患者杨某，女性，34 岁，四川人，2015 年 9 月 12 日就诊。

主诉：未避孕不孕 3 年。

3 年前结婚，婚后一直未避孕而未怀孕，1 年前在当地医院做输卵管造影，提示"双侧输卵管阻塞，输卵管积水"。之后在当地医院做人工受孕治疗，一年内先后 4 次促排，并移植囊胚 3 次，均失败。今日来诊。

刻见：偶有轻度下腹疼痛，无恶心、呕吐、发热，无明显不适情况，纳食可，二便可。

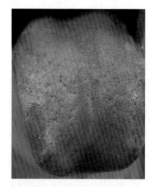

图 74　舌黯红，苔黄干

舌黯红，苔黄干（图 74）。脉细滑。

其他病史：既往体健，无其他病史。

月经婚育情况：初潮 12 岁，之后一直月经紊乱，4～5 天 /20～40 天，末次月经 2015 年 9 月 5 日，前次月经 2015 年 8 月 10 日。量少，无痛经。孕 1 产 0，8 年前因怀孕，在当地医院做药物流产。

辅助检查：2015 年 8 月 12 日查女性激素，FSH 21.8U/L，LH 2.13U/L，E_2 86.6nmol/L。2014 年 4 月 8 日查输卵管造影，双侧输卵管积水，输卵管阻塞。

中医诊断：不孕。

西医诊断：不孕症，双侧输卵管阻塞。

辨证：湿毒瘀阻，肾虚血瘀。

治法：利湿解毒，补肾化瘀。

方药：北沙参 15g，桔梗 10g，瞿麦 6g，杜仲 10g，川芎 5g，夏枯草 10g，桑枝 10g，茵陈 10g，紫花地丁 10g，冬瓜皮 15g，三七粉 3g，郁金 6g。

二诊：2015 年 11 月 28 日复诊。末次月经 2015 年 10 月 28 日，量少。自测基础体温为不典型双相。药后无不适。

舌黯红，苔薄白（图 75）。脉细滑。

方药：瞿麦 6g，川芎 5g，川续断 15g，泽兰 10g，延胡索 10g，土茯苓 15g，丝瓜络 10g，茵陈 10g，广木香 3g，杜仲 10g，菟丝子 15g，桂枝 2g，薏苡仁 15g，月季花 6g，三七粉 3g。

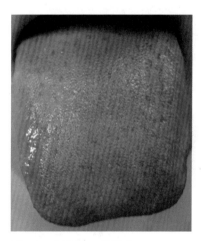

图 75　舌黯红，苔薄白

三诊：2016 年 1 月 16 日复诊。末次月经 2015 年 12 月 14 日，量少。2015 年 12 月 28 日行输卵管造影检查，提示"双侧输卵管通畅，未见输卵管积水情况"。自测基础体温为单相。无其他不适。

舌嫩淡，苔薄白（图 76）。脉细滑。

方药：枸杞子 15g，川续断 15g，茵陈 10g，薏苡仁 15g，川芎 5g，当归 10g，夏枯草 10g，白芍 10g，枳壳 10g，荷叶 10g，瞿麦 6g，荷梗 10g，桂枝 2g，菟丝子 15g。

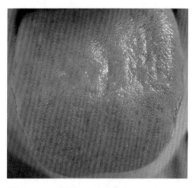

图 76　舌嫩淡，苔薄白

按语： 不孕症的病因比较复杂，需考虑的因素也比较多，其中炎症是主要因素之一。盆腔炎性疾病不但引起局部的粘连、输卵管不通、盆腔血运的障碍，还会影响卵巢的功能，引起排卵障碍，以及子宫内膜的健康状态。即使在人工受孕过程中，炎症也同样会影响囊胚的着床，以及胚胎的生长。本患者从病史及治疗过程来看，最初为双侧输卵管积水、梗阻，因双侧输卵管梗阻不能受孕因而采取人工受孕治疗，又经过多次促排卵及植入失败后来诊。来诊时患者主要特点有两个，一方面FSH已经达到21.8U/L，提示卵巢功能有明显的不足；另一方面双侧输卵管积水、梗阻，提示盆腔慢性炎症的情况。

柴老在女性生殖方面提出"妇人三论"的观点，其中"水库论"强调了阴血的充盈、肾气的充盛，"土地论"强调了胞宫的健康状态，"种子论"强调了胚胎的健康与成长。三者有机地统一在一起，共同在女性生殖功能中发挥各自的作用。具体到本患者，一方面多次促排卵、移植囊胚失败，损伤阴血、肾气；另一方面，盆腔输卵管的慢性炎症病变引起湿毒内阻、瘀血阻滞的情况。从疾病结合舌脉来看，黯红舌提示了瘀滞伴热象的情况，舌苔黄干提示了湿热伤及阴液的情况，细滑脉提示了血海受损、肾气不足之象。故在治疗立法中，这几方面的问题都要考虑到。

柴老在治疗这类虚实夹杂的疾病时，强调先去除外邪的干扰以暴露疾病的本质。治疗过程分清主次，早期治疗以祛邪为主，调补为次，柴老形象地称之为"解外衣"。待病邪大部分清除，本虚及脏腑失调情况暴露出来，再以调补为主、祛邪为辅。故本患者的治疗，先以祛邪为主，以清利湿毒、化瘀理气为治疗重点。方中应用茵陈、紫花地丁、夏枯草、冬瓜皮清利湿热、湿毒，配合瞿麦，在利水的同时还有走下活血之功。川芎上入颠顶，下入血海，柴老多用它与瞿麦配合使用，以改善胞宫的血运状态。郁金与三七粉化瘀解郁，配合桔梗又有加强气化的作用。桑枝有通络之性，再稍佐北沙参养阴清热，杜仲强腰补肾。全方用药的重点在清利湿毒、化瘀理气，不仅考虑疾病本身的特点，也依据舌象的表现。

二诊时患者服药 2 个月余，月经提前的情况好转，仍量少。黯红舌依旧，但舌苔转为薄白苔，提示湿热情况有所好转。脉细滑，仍考虑血海、肾气的受损与不足。故治疗用药方面加强了补肾与化瘀的力度，对于局部的病灶结聚情况，以促进气化的方式来解决。方中茵陈、土茯苓祛湿浊，薏苡仁健脾化湿，配木香芳香化浊，泽兰在化湿浊的同时活血化瘀，丝瓜络祛湿通络止痛，瞿麦化湿利水。同时瞿麦、川芎配合还可改善胞宫的血运状态。化瘀之品选择了月季花、三七粉，配合延胡索加强活血理气之功。方中应用少许桂枝以提升阳气，促进气化功能。同时加强补肾之品，应用川续断、杜仲、菟丝子补肾温阳，以促进脏腑功能的提升。

患者三诊时，服药近 2 个月，复查宫腔镜发现双输卵管通畅，输卵管积水消失。从舌象来看，舌色转嫩淡，苔薄白提示了湿浊及瘀滞已经基本解除，但脾肾不足的情况显现出来；脉象没有明显变化，仍提示血海、肾气的亏虚。这就好比"外衣"已解，疾病的本质显现出来。治疗以调整脏腑功能为主，立法为健脾除湿、补肾养血。方中茵陈、薏苡仁健脾化湿，配荷叶、荷梗在祛湿浊的同时有通络之性，配枳壳、夏枯草清阳明积滞，同时解毒散结。仍用瞿麦、川芎以改善胞宫血运，配少许桂枝以加强气化之功。菟丝子、川续断、枸杞子补肾养阴，当归、白芍养血。

从三个方子的对比可以看出，治疗初期重点在祛邪，中期祛邪与调补并重，后期以调补为主。其主要依据是舌苔、舌质的变化，取得了较好的效果。此后患者寻求人工受孕未再来诊，但已经可以看出，根据患者的疾病特点，结合舌象辨证用药所取得的疗效。

第七章

胎动不安、胎漏舌脉象辨证用药经验

妊娠后，阴道少量出血，伴有腰酸、腹痛、小腹下坠者，中医称之为胎动不安；也有阴道出血，时下时止，或淋漓不断者，中医称之为胎漏，与西医的先兆流产相类似。病因病机方面，各医家主要集中在肝肾不足、冲任不固，脾胃薄弱、生化乏源，情志不畅、肝郁血虚，劳役过度、冲任损伤，以及热扰胎元、气滞湿阻、脾肾不足等。治疗多以清热、止血、安胎，或健脾补肾、补益肝肾、清热化湿等为法。

柴老根据多年经验，认为胎动不安、胎漏患者的病因为各种原因引起的冲任不固。其中主要原因，一为内热扰胎，一为脾肾两虚。柴老一直推崇"十胎九热"的观点。

孕后阴血下注冲任以养胎，使机体阴血偏虚、阳气偏旺，则易生内热而扰胎。若孕后过食辛辣、助热生火的食物，或过服温热暖宫药物，或七情内伤，肝郁不舒，均可化热，既伤阴血，又扰胎元。脾肾两虚则多为素体禀赋不足，孕后负担加重，身体不能承受；或多次流产、生产、长期过度劳累，伤及脾肾。先后天之本不足，则冲任不固，一方面阴血生化无源而致气血两虚，另一方面水湿运化不利，与热相合而生湿热，内蕴扰胎。

关于内热，柴老认为主要有阴虚内热、湿热蕴阻、血海伏热等。在脏腑主要责之于肾、肝、脾。例如，素体阴虚或肾水不足之人，妊娠后大量阴血归于冲任以养胎，阴血消耗加大，加重阴虚情况，或肾水更亏，阴虚生热，或水不涵木，肝热内生，内热扰胎，胎动不安，此时多见黯红舌、绛黯舌；而脾肾不足，运化不利，湿浊内蕴生热，湿热扰胎，此时多见淡黯舌、肥淡舌、嫩淡舌，舌苔多厚腻或黄腻；又血海不足，血虚生热，妊娠后阴血更亏，血海伏热扰动，以致冲任不固，则多见嫩红舌、瘦绛舌；也有素体热盛，妊娠后气血凝聚，易出现实热内蕴扰胎的情况，多见红绛舌、肥红舌，舌苔多厚。

柴老辨治胎动不安、胎漏时强调舌脉辨证，重视对药物的选择。

在脉象方面，柴老认为，对本病脉象的辨别有助于对预后的判断。具体辨识脏腑气血、邪正虚实则多以舌象为参考。

柴老治疗本病的基本用药为菟丝子、覆盆子、侧柏炭、莲须、黄芩、藕节、椿根白皮、苎麻根、山药、白术、荷叶等，均为固冲、清热、止血、安胎之品。其中菟丝子补肾固冲，山药健脾益气，黄芩、藕节健脾清热安胎，椿根白皮、荷叶利湿并清中焦伏热，莲须清下焦之热，侧柏炭清热止血。具体可根据病证及舌象随证加减。

本病舌象表现有偏红、偏淡两方面。偏红舌主要有肥红、嫩红、黯红、绛红等，多舌苔白干或苔黄，为内热积聚扰胎之象，用药时要加强清热安胎之品。其中舌肥嫩多为虚象，应加强健脾补肾之品，并注意利湿，可用白术、川续断、茵陈、冬瓜皮、黄芩等；舌黯为有瘀滞之象，但保胎药物中应慎用活血化瘀之品，柴老在此时多用清热之品，以防瘀滞生热扰胎，如地骨皮、北沙参、金银花、莲子心等；舌若以绛为主，则为血海伏热，阴血受伤，可用养阴清热之品，如枸杞子、地骨皮、莲子心、墨旱莲、玉竹等。止血安胎多用大蓟、小蓟、藕节、侧柏炭、黄芩等。

偏淡舌主要有淡白舌、肥淡舌、嫩淡舌、淡黯舌等，舌苔多白或黄，多为脾肾不足、胎元不固之象。柴老认为，妊娠时气血内聚以养胎，多见热象或有余之象，若出现不足或虚弱之象，则说明气血虚弱，不足以养胎，治疗困难。舌见肥嫩，多脾肾虚弱，应加强健脾补肾安胎之品，如覆盆子、菟丝子、川续断等。健脾多用太子参、山药、白术、茯苓、莲须等，清利湿浊或湿热多用荷叶、佩兰、茯苓等。

总结柴老的保胎方剂，主要由以下几类药物组成，根据舌、脉、证的不同表现分别应用。

（1）补肾固冲药：菟丝子、川续断、墨旱莲、覆盆子、女贞子等。

（2）健脾安胎药：白术、山药、茯苓、太子参等。

（3）清热固冲药：莲须、黄芩、苎麻根、椿根白皮等。

（4）清热凉血止血药：侧柏炭、藕节、大蓟、小蓟等。

（5）清胃热药：佩兰、竹茹、香薷、荷叶等。

（6）清脏腑热药：莲子心、地骨皮、金银花、北沙参等。

柴老在组方时主要有以下几方面特点。

（1）补肾固冲药物一般作为方中的主药。冲任不固是胎动不安的本质，所以固冲药物在方中是必不可少的，而且用量一般也是最大的。

（2）清热、化湿、止血等药物是根据患者舌、脉、证的表现选择应用的，并不是所有药物一拥而上。

（3）用药要考虑到季节变化，如夏季本就多汗，故在应用具有发汗之性的药物时要慎重，并注意用量要轻，避免过汗而伤阴。

（4）出现瘀滞证时用药一定要慎重，避免应用活血破血之品，柴老的经验是以清热为主，避免瘀久生热。

（5）在应用养阴血药物时要避免应用滋腻或滑利走下之品，以免加重瘀滞或带来流产之弊。

（6）妊娠期应配合饮食调整，注意避免食用生热助湿的食物。

笔者总结柴老治疗胎动不安、胎漏的经验时，发现柴老在组方选药方面非常谨慎，任何对胎儿可能有影响的药味，即使再对证也会剔除不用。柴老更多考虑的是药物在治疗疾病的过程中，对患者整体和胎儿是否会有远期的不良影响。柴老总是告诫我们，对妊娠患者的组方用药，不能只注重对疾病的治疗作用，却忽视了患者本身对药物的承受能力。

【病例】患者张某，女性，30岁，河北人，2006年12月26日初诊。

主诉：反复流产2次，伴月经稀发8个月。

患者结婚3年，结婚当年怀孕后做人工流产。之后连续2年怀孕，均在孕40天胎停育，自然流产。于外院检查为"ABO溶血"。8个月前开始，月经2～3个月一行，量少。目前服用己烯雌酚，每日0.5mg。今日来诊求治。

刻见：月经量少，腰酸乏力，无明显其他不适，纳食可，二便调。

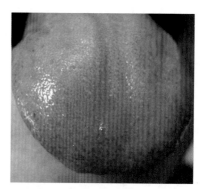

舌黯红，苔白（图77）。脉细滑。

其他病史：既往体健。

月经婚育情况：月经13岁初潮，5天/30天，量偏少，末次月经2006年12月9日。结婚3年，孕3产0，2004年2月人工流产1次，2005年1月及2006年3月自然流产2次。

图77 舌黯红，苔白

辅助检查：LH 10U/L，FSH 2.84U/L，PRL 3.34×10^{4}nmol/L。

中医诊断：月经后期；滑胎。

西医诊断：月经过少；习惯性流产。

辨证：肾虚郁热，血海亏虚。

治法：补肾清热，补血养阴。

方药：何首乌10g，茯苓12g，川续断15g，阿胶珠12g，泽兰10g，枸杞子15g，杜仲10g，郁金6g，茵陈12g，合欢皮10g，女贞子20g，茜草炭12g，延胡索10g，桔梗10g，菊花12g。

七诊后，2008年3月11日复诊。服药后，有规律月经来潮，末次月经2008年2月9日，昨日查尿HCG（＋），有恶心、小腹下坠感，无阴道出血情况，无其他不适。考虑已怀孕，因患者有ABO溶血流产病史，行保胎治疗。

舌黯红，苔白厚（图78）。脉细滑。

方药：覆盆子15g，苎麻根6g，黄芩炭6g，金银花15g，生甘草5g，墨旱莲 15g，莲子心 3g，藕节 30g，莲须 20g，百合 15g，菟丝子 20g。

孕后第三诊：孕 80 天，外院查 ABO 抗体滴定度，抗 A 为 1∶512，抗 B 为 1∶32。

舌黯红，苔黄白干（图 79）。脉沉滑。

方药：金银花 15g，菟丝子 20g，黄芩炭 10g，山药 15g，茯苓皮 10g，藕节 30g，覆盆子 20g，苎麻根 6g，川黄连 3g，扁豆 10g，荷叶 10g，莲子心 3g，合欢皮 10g，地骨皮 10g。7 剂。

孕后第七诊：孕 4 个月，已有胎动，二便调，无其他不适情况。2008 年 6 月 8 日查 ABO 抗体滴定度，抗 A 为 1∶64，抗 B 为 1∶64。

舌黯红，苔白干，脉沉滑有力。

方药：覆盆子 12g，黄芩 10g，茯苓皮 10g，莲子心 3g，荷叶 10g，百合 10g，川续断 12g，女贞子 12g，苎麻根 6g，地骨皮 10g，金银花 12g，玉蝴蝶 3g。

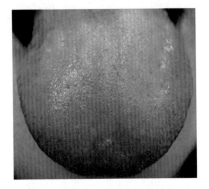

图 78 舌黯红，苔白厚

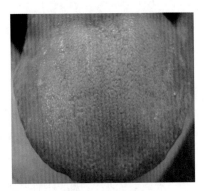

图 79 舌黯红，苔黄白干

嘱患者服药 7 剂后可进入产科定期观察。

2009 年 2 月 23 日随访，足月顺产九斤健康男婴。

按语： 患者在一次人工流产后又因 "ABO 溶血" 情况导致连续两次自然流产，一方面冲任受损，阴血受伤，另一方面导致肾气不足，故患者出现月经后错、量少。从舌象来看，舌黯红、苔白，提示了瘀滞有热之象，考虑阴血受损，阴虚生热，又冲任受伤而致气滞血瘀之象。综合考虑，辨证以肾虚郁热、血海亏虚为主。治疗方面，补肾气、养阴血为主要治疗方向，同时要考虑瘀滞有热的情况。方中何首乌、阿胶珠、枸杞子、女贞子滋阴养血，配合茯苓、茵陈、泽兰，一方面化湿以防滋腻，另一方面因患者舌白，有湿象，用此三药又有芳香化湿之功。应用川续断、杜仲补肾气，配以郁金、延胡索、茜草炭、桔梗解除气分与血分的瘀滞，使瘀滞得以化解，补肾又不会留瘀。合欢皮、菊花，一清心安神，一清肝解毒，共同化解瘀滞生热所带来的影响。之后六诊均围绕着补肾养血，并根据患者具体的症状、舌脉表现进行加减用药，使血海渐复，肾气得充。患者服药15个月再次妊娠。由于患者存在"ABO溶血"情况，并已经连续胎停育两次，故应继续行保胎治疗。保胎治疗应考虑患者存在两方面情况，一方面肾亏血虚，虽然经过一年余的治疗已明显好转，并顺利怀孕，但孕后母体及胎儿对阴血、肾气的需求大增，相对来说肾亏血虚仍然会凸显出来；另一方面溶血情况会一直存在，在治疗中应始终进行针对性用药。就前者而言，补肾固冲、养阴清热应贯穿始终，对于后者，柴老的用药经验主要在于"解毒"。柴老认为，"ABO溶血"情况是患者体内一种热毒扰动血海胎元的情况，治疗中应贯穿清热解毒的思路。结合舌脉考虑，患者舌黯红、苔白厚，仍然与孕前舌象一致；脉细滑，考虑血海仍有不足，故治疗仍以补肾养阴为核心，补肾结合固冲，养阴结合清热，化瘀代之以清热，以防瘀滞化热。与此同时，结合清热解毒之品。方中菟丝子补肾固肾，配合覆盆子、莲须等固冲之品，以及苎麻根、藕节等清热安胎之品，共同达到补肾固冲、清热安胎之效。墨旱莲、百合清热养阴。舌苔白厚，考虑有湿浊，故配合黄芩炭以清热安胎燥湿，莲子心清心安神。贯穿治疗始终的清热解毒之品，柴老的经验是应用金银花，或配合生甘草与莲子心。柴老认为金银花可清气分与血分的毒热，"妊娠ABO溶血"即是一种热毒扰动血海所致，故金银花是比较适合应用的。孕后第三诊，患者已孕80天，查ABO抗体滴定度，抗A 1:512，抗B 1:32；舌苔转为黄白干，脉转为沉滑，提示血海、肾气渐充实，而湿热内聚较重，故方中增加了白扁豆、山药、川黄连、荷叶等健脾利湿化浊之品，仍贯穿应用清热解毒之品。孕后四、五、六诊均按具体舌、脉、证的变化随证加减用药。第七诊时，患者已孕 4 个月，查 ABO 抗体滴定度，抗 A 1∶64，抗 B 1∶64。患者已有胎动的情况，转产科定期观察。随访后得知，足月顺产九斤健康男婴。

从以上内容可以看出，在患者的整个治疗过程中既贯穿了不变的治疗思路，又在每一诊根据舌、脉、证进行了方药的具体调整，所以对于疾病的治疗绝不是单纯靠舌或脉、证能够提供完整依据的，一定要整体合参，并在每一诊细细观察舌、脉、证的变化，才能完整地掌握病情，制订出合适的治疗方案。

【病例】患者刁某，女性，32 岁，河北人，2011 年 3 月 5 日就诊。

主诉：不孕 2 年，发现早孕出血。

结婚 2 年，未避孕不孕，1 年前发现"高雄激素血症"，间断服中药治疗。2 天前发现早孕，今日少量阴道出血，来诊。

刻见：患者末次月经 2011 年 2 月 6 日，基础体温上升 16 天。无腹痛及坠胀情况，无明显不适情况。纳食可，二便调。

舌红，苔薄白（图 80）。脉细滑。

其他病史：既往体健，无其他病史。

月经婚育情况：初潮 14 岁，5 ～ 7 天 /26 ～ 30 天，末次月经 2011 年 2 月 6 日。2 年前结婚，孕 0。

辅助检查：2011 年 3 月 3 日查，P 63.4nmol/L，HCG 134.6U/L。

中医诊断：胎漏。

西医诊断：先兆流产。

辨证：阴虚内热，胎元不固。

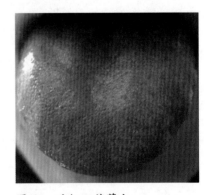

图 80 舌红，苔薄白

治法：清热安胎，补肾健脾。

方药：覆盆子 15g，枸杞子 15g，山药 15g，炒白术 15g，苎麻根 6g，黄芩 10g，莲须 10g，地骨皮 10g，侧柏炭 15g，百合 10g，大蓟炭、小蓟炭各 15g。

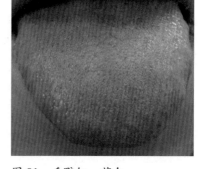

图 81　舌黯红，苔白

二诊：2011 年 3 月 19 日复诊，药后未再出现阴道出血情况，无腹痛及小腹坠胀等情况，恶心明显。3 月 18 日复查，P 118.62nmol/L，HCG 31390.7U/L。基础体温上升后稳定在高温相。

舌黯红，苔白（图 81）。脉沉滑。

方药：覆盆子 15g，苎麻根 6g，百合 10g，莲须 10g，黄芩 10g，山药 15g，炒白术 15g，竹茹 6g，菟丝子 15g。

三诊：2011 年 4 月 2 日复诊，无阴道出血，恶心呕吐依旧，基础体温稳定在高温相。超声检查可见胎心。

舌黯红偏红，苔黄白（图 82）。脉沉滑。

方药：菟丝子 15g，苎麻根 6g，黄芩 10g，山药 10g，百合 10g，竹茹 6g，茯苓 15g，覆盆子 15g，莲子心 3g，荷叶 10g，地骨皮 10g，墨旱莲 15g，北沙参 15g。

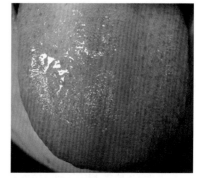

图 82　舌黯红偏红，苔黄白

　　四诊：2011 年 4 月 16 日复诊。孕 11 周，无阴道出血情况，恶心呕吐好转，无腹部坠胀情况，基础体温稳定。

　　舌黯红，苔薄黄（图 83）。脉沉滑。

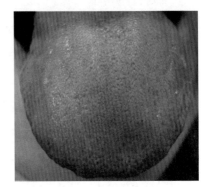

图 83　舌黯红，苔薄黄

　　方药：菟丝子 15g，苎麻根 6g，山药 15g，炒白术 15g，荷叶 6g，黄芩 6g，覆盆子 15g，墨旱莲 15g，莲须 5g，地骨皮 10g。

　　按语：柴老指出，在治疗先兆流产方面要注重清热与固冲，女性妊娠后气血内聚下焦以养胎，同时对冲任的固摄功能要求提升，这是生理性的。但是气血内聚常常会生热，若超出机体的承受能力，就会出现热扰胎元的情况；而若患者平素脾肾不足，孕后冲任固摄不力，也会出现胎元不固、胎漏等情况。当然胚胎本身的不足和病变不在此讨论之列。

　　具体到这位患者，舌象为红舌，脉为细滑脉，红舌提示了内热积聚，细滑脉不仅提示了脾肾不足、冲任不固，还提示了血海不足的情况。结合病史及症状，患者既存在内热扰胎的情况，又有脾肾不足、冲任不固的情况存在，治疗中两者都要兼顾。方中覆盆子、莲须补肾固冲，配合炒白术、山药健脾安胎。枸杞子、地骨皮、百合养阴清热，配合黄芩、苎麻根以清热安胎。侧柏炭、大小蓟炭止血清热固冲。全方各方面兼顾，共同达到清热固冲、止血安胎之功。

　　患者服药 2 周，二诊时未再出现出血及腹痛坠胀的情况，但恶心情况较为严重，时有呕吐，自诉影响正常的休养。患者脉象沉滑，说明血海不足及肾虚不固的情况有了一定的纠正。但舌黯红提示气血瘀滞生热的情况仍存在，苔白提示瘀滞中还伴随了湿浊的情况，故而恶心症状较重。治疗中清热固冲不变，去除止血药，适当应用化浊止呕之品。方中覆盆子、莲须依旧，配合菟丝子、炒白术、山药健脾补肾固冲；苎麻根、黄芩清热安胎，配合百合养阴清热固冲；加竹茹化浊止呕。全方用药不多，目的明确。

三诊时，患者症状缓解不明显，恶心呕吐仍然较为严重，舌黯红偏红，苔黄白，脉沉滑，已有胎心。从舌象来看，瘀滞生热伴有湿热的情况有所加重，考虑之前用药力度略显不足。故三诊方加强了用药的力度，依旧补肾健脾固冲，但在加强清热养阴力度的同时亦加强了祛湿化浊的力度；将茯苓、荷叶与竹茹配合使用以化浊止呕，加用莲子心配合苎麻根、黄芩以清热安胎。全方治法没有变化，只是根据舌象的变化增加了用药的力度。

服药2周，四诊时诸证缓解，舌黯红，苔薄黄，脉沉滑。从舌象来看，仍需清热安胎。方中仍用覆盆子、莲须配合菟丝子、炒白术、山药，健脾补肾，固冲安胎；苎麻根、黄芩、荷叶清热安胎化浊；地骨皮、墨旱莲清热养阴。患者服药至妊娠第4个月，之后电话随诊，诉顺产一女婴。

从整个治疗过程来看，辨证用药均以四诊合参为主，重点关注舌象变化，用药的选择及力度均重点参考了舌象前后的变化。

第八章

高催乳素血症的辨舌
用药经验

8

　　高催乳素血症是由各种原因导致的外周血催乳素（PRL）水平异常升高。一般认为血 PRL 浓度高于 1.14nmol/L（25μg/L）时应视为高催乳素血症，常常引起月经后期、月经过少甚至闭经、不孕等情况，可伴有泌乳。据报道，在育龄妇女中，高催乳素血症的发病率约 0.4%，月经异常约 5%，生殖功能异常约 17%，是妇科疑难病症之一。现代医学一般以多巴胺受体激动剂（如溴隐亭）进行治疗。有报道，对于血 PRL 轻度升高的患者（＜4.55nmol/L），根据患者是否有生育、月经等需求，分别给予己烯雌酚和 / 或黄体酮治疗有一定疗效。

　　中医认为，本病病机常以肾虚肝郁、脾虚肝郁、血虚肝旺或阴虚肝阳上亢为主，并可因肝气上逆而发病，病变影响肾气—天癸—冲任—胞宫轴，最终引起女性月经异常、溢乳或不孕不育，或兼痰浊，或兼瘀血。有研究报道，肝气郁结证存在心理应激的障碍，从而使神经、内分泌等调节网络失常，可导致本病。还有医家报道，心理疏导配合疏肝解郁、降逆回乳为主辨治本病有较好疗效。

　　柴老通过几十年临证积累，以及多年来对本病的潜心研究，认为高催乳素血症多为虚实夹杂，以实为主。实者多为热毒浸淫、阳明积热、肝郁火旺；虚者多为肝肾不足，肾虚为主。两者共同导致冲任失调，继而引发闭经、月经稀发、不孕，而肝胃火旺、疏泄太过，可导致乳汁外溢。薛立斋曰："夫经水，阴血也，属冲任二脉主，上为乳汁，下为月水。"在上则热迫乳汁外溢，在下则热烁血海枯竭，则发为闭经泌乳。患者多以月经稀发或闭经、不孕，有时伴有泌乳，而前来就诊。

　　患者上有热毒结聚，日久结聚成块，形成癥瘕（垂体增生肥大或微腺瘤形成），可表现为头痛、头胀、头晕。中有阳明积热，土壅木郁。中医学认为，乳头属肝经、乳房属胃经，冲脉下起于胞宫，上连于乳房，隶属胃经。肝胃热迫冲任，导致上为乳汁外溢，下为血海损伤。同时手阳明大肠经积热，临床患者多有大便失调之证。在下，肝肾阴伤，肾气不足，不能营养冲任，则导致冲任不足，引起闭经、不孕。

基于对本病病机、病位的认识，柴老认为，治疗本病不能从"闭经""乳泣""月经量少""不孕""癥瘕"等单一病症范畴考虑，也不能从单一脏腑入手，而应辨证施治，灵活用药。治疗重点在于解毒热、清阳明，再调理冲任，恢复正常月经周期。泌乳者兼以清肝泄热，合并垂体腺瘤者兼以消肿散结。

基本方药：菊花15g，金银花10g，钩藤10g，月季花6g，玉竹12g，川芎5g，川贝母6g，石斛10g，桑寄生20g，夏枯草12g，益母草10g，泽兰6g。

方中以清热解毒药为主，用金银花、菊花、钩藤等轻清走上，使药直达病所，以解在上之毒热，也可佐少量葛根引药上行；以玉竹、石斛清胃热，又有养阴之性。对于大肠积热，可配生槐花、白头翁以清大肠热；月季花、益母草、川芎、泽兰走血脉以调经；川贝母、夏枯草走气分以调气机；桑寄生补益肝肾。对于泌乳患者，不可一味收敛，可用通草加仙鹤草一通一敛，一方面抑制分泌，一方面对于已分泌之乳汁有利于其排出，不致瘀于乳络。同时菊花、夏枯草、玉竹、石斛可清肝胃之热，也可配瓜蒌皮、绿萼梅调肝胃之气机。合并垂体微腺瘤者，常用桔梗、川贝母、夏枯草、连翘等消肿散结之品。方中一药多用，又通过不同药物组合发挥不同的作用，可谓构思巧妙。

柴老指出，基本方应结合患者具体情况，根据当前辨证的主要矛盾加减应用，不必面面俱到。例如，治疗初期，多以祛邪为主，少用活血走下之品，避免耗伤阴血，亦可少用滋补之品，以防黏滞敛邪；待邪祛正安，脏腑功能失调得以纠正，再加强养血补肾、活血调经之力，以利月经恢复。在药物选择方面，应注意以下几方面。

1. PRL 水平高，提示垂体功能活跃，应属阳证、热证。用药应避免辛温发散之品，以防体内热邪活跃而加重病情，同时又有耗伤阴血之弊。现代药理研究表明，兴阳之品具有兴奋垂体功能的作用，治疗初期应避免应用。

2. 高催乳素血症是一种慢性消耗性疾病，病程较长，治疗中应注意用药和缓，峻猛、有毒之品要慎用、少用、不用。

笔者认为，柴老治疗高催乳素血症的用药与治法，是她将"二阳致病"理论应用于临床治疗，将实践与经典相结合形成自身理论，再应用于临床，以解决病患实际痛苦的一个典范。

【病例】患者刘某，女性，37 岁，北京人，2010 年 12 月 7 日就诊。

主诉：无自主月经 15 年。

现病史：15 年前人工流产后出现闭经，并伴有少量乳头溢液，未予诊治。13 年前发现垂体瘤，行伽马刀治疗，术后疗效不满意。之后间断服用溴隐亭治疗，服药期间有月经来潮，停药无月经。近 3 年泌乳情况加重，乳腺超声示有"乳腺增生及乳腺导管扩张"情况。近一年停药，未见自主月经来潮，今日来诊。

刻见：无自主月经，偶见少量血性泌乳，大便不爽，小便可，纳食可，无头痛、头晕情况，心烦眠差，无其他不适。

舌肥黯红，苔白（图 84）。脉沉细滑。

其他病史：既往体健，无其他病史。

月经婚育情况：14 岁初潮，之后月经规律，周期 30 天，带经 5 天，量中

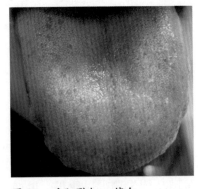

图 84　舌肥黯红，苔白

等。22 岁结婚，孕 1 产 0，婚后当年怀孕，行人工流产，术后闭经。

辅助检查：（当地医院）PRL 9.33nmol/L（正常高限参考值为 3.185nmol/L）。

中医诊断：乳泣；闭经。

西医诊断：高催乳素血症闭经。

辨证：毒热蕴结，乳络瘀滞。

治法：解毒散结，化瘀通络。

方药：菊花 12g，莲子心 3g，通草 5g，仙鹤草 12g，夏枯草 10g，大蓟、小蓟各 15g，合欢皮 10g，瓜蒌皮 10g，葛根 3g，桔梗 10g，浙贝母 10g，连翘 12g，槐花 5g，茵陈 10g，白茅根 15g，金银花 12g。

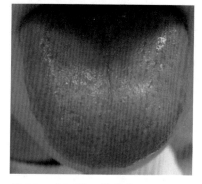

图 85　舌肥黯，苔薄白

二诊：2011 年 2 月 22 日复诊。患者药后于 1 月 24 日月经来潮，泌乳好转，便稀好转，BBT 不典型双相，现典型上升已经 7 天。

舌肥黯，苔薄白（图 85）。脉细滑。

方药：首乌藤 12g，丝瓜络 10g，丹参 10g，枳壳 10g，玉竹 10g，合欢皮 10g，莱菔子 10g，泽兰 10g，夏枯草 10g，钩藤 10g，葛根 3g，浙贝母 10g，金银花 10g，石斛 10g，女贞子 20g。

按语：高催乳素血症对女性的危害是很大的，对女性的卵巢功能、妊娠、胎儿生长发育都有不良的影响。其临床上最常见的是高催乳素闭经，即闭经泌乳综合征，是以妇女闭经、不孕并伴有泌乳为临床表现的疾病。治疗困难，是妇科临床疑难病之一。

柴老对这一疾病的治疗主要有以下几方面观点。

在初治患者时，应注意病程与病势的情况。症状重、病程长的患者，说明病灶活跃，治疗难度大。应向患者解释清楚，征得其理解。

对于本病的病因病机，要从毒热、火热考虑，治疗以清热解毒散结为主。

用药时要注意多选走头目的药物，贯穿应用清阳明浊热的药物。

治疗初期一般少用走下之品，待病情缓解，有月经来潮之势，再因势利导，以利月经来潮。

初诊时舌肥黯红、苔白，舌肥苔白为有水湿之象，黯红考虑为瘀滞之象；脉沉细滑为血海已亏之象。根据以上治疗观点，方药先以清热解毒、凉血止血为主。清热药主要选择清利头目、走中上焦为主的药物，如菊花、金银花、连翘、莲子心、合欢皮等。

用槐花、瓜蒌皮清阳明积热。茵陈清利湿热。葛根引药上行，又走阳明。

针对血性泌乳，主要用通草、仙鹤草一通一敛；大蓟、小蓟、白茅根凉血止血；瓜蒌皮引药走两胁；少用夏枯草，既有散结之性，又不致对治疗泌乳有所影响；浙贝母、桔梗行气化之功，以利散结。

全方没有应用走血海、活血养血通经之品，而是以祛邪、调整失衡为主。可以看出，柴老治疗本病是有计划、有步骤的序贯治疗。

二诊时患者血性泌乳消失，已有月经来潮，基础体温呈不典型双相，并且有典型上升，说明患者已有排卵的可能。舌红之象好转，提示毒热有所缓解；脉细滑表示仍有血海不足，故治疗转为调节毒热所带来的脏腑功能损伤，加强应用养阴及通络化瘀之品，以利下次月经来潮。方中玉竹、石斛、女贞子养阴清热，以解毒热伤阴。金银花、夏枯草清热解毒散结，配合葛根引药上行，以解上部的热结。钩藤、首乌藤解肝热又安神，配合丹参、合欢皮清心养血安神。枳壳、莱菔子、浙贝母宽肠又化痰，以解肺胃之积滞。丝瓜络、泽兰通络化浊、活血化瘀。全方基于症状的改善、舌象的变化调整治疗方向，患者服药 3 个月，已有规律月经。

【病例】患者孙某，女性，34 岁，河北人，2013 年 12 月 17 日就诊。

主诉：月经后错 6 年，出现泌乳 3 个月。

患者 6 年前患甲状腺功能亢进症（甲亢）后出现月经后错的情况，2～3 个月一次月经，一直服用抗甲亢药物治疗。月经后错情况未予系统治疗。3 个月前出现泌乳情况，查血清催乳素较高，头颅磁共振检查发现垂体微腺瘤。今日来诊求治。

刻见：月经后错，轻度泌乳，无明显头痛及其他不适情况。大便调，纳食可。

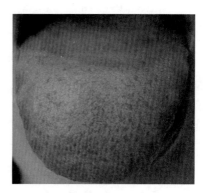

舌黯红，苔白（图 86）。脉细滑。

其他病史：甲亢病史 6 年，目前仍服用甲巯咪唑，2.5mg，隔日 1 次，自诉甲状腺激素正常。既往银屑病病史 1 年余，症状较轻，未系统治疗。无其他病史。

图 86　舌黯红，苔白

月经婚育情况：初潮 17 岁，既往月经 7 天 /28 天，经量中等，无痛经，末次月经 2013 年 12 月 12 日，上次月经 2013 年 10 月 3 日。结婚 10 年，孕 1 产 1，目前工具避孕。

辅助检查：2013 年 12 月 9 日查女性激素，FSH 2.6U/L，LH 0.98U/L，T 1.39nmol/L，PRL 6.31nmol/L，E_2 340.38pmol/L。

中医诊断：乳泣；月经后期病。

西医诊断：垂体微腺瘤（高催乳素血症）。

辨证：阳明热结，肝郁血滞。

治法：调畅阳明，活血散结。

方药：瓜蒌皮 15g，生牡蛎 15g，桔梗 10g，浙贝母 10g，杏仁 6g，菊花 10g，葛根 3g，百合 10g，夏枯草 10g，川芎 5g，茜草 10g，丝瓜络

10g，月季花 6g，墨旱莲 12g。

二诊：2014 年 1 月 21 日复诊。末次月经 2014 年 1 月 16 日，自测基础体温单相。诉月经量转多，仍有泌乳情况，大便可，轻度头痛。1 月 17 日复查女性激素，FSH 1.63U/L，LH 1.61U/L，E_2 < 36.6pmol/L，P 0.63nmol/L，T 1.28nmol/L，PRL 5.56nmol/L。

舌黯红，苔白干（图 87）。脉细滑。

方药：菊花 12g，钩藤 10g，青蒿 10g，葛根 5g，月季花 6g，百合 12g，鱼腥草 12g，金银花 12g，泽泻 6g，夏枯草 12g，莲须 10g，地骨皮 10g。

忌食鸽子及麦芽类食品。

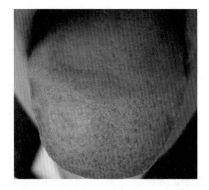

图 87　舌黯红，苔白干

三诊：2014 年 6 月 10 日复诊。患者坚持服药，泌乳明显减少，末次月经 5 月 28 日，前次月经 4 月 18 日。自测基础体温为单相。2014 年 5 月 31 日复查女性激素，FSH 4.38U/L，LH 1.63U/L，E_2 47.58pmol/L，PRL 4.16nmol/L。

舌嫩黯，苔薄白（图 88）。脉沉细滑。

方药：菊花 12g，当归 10g，阿胶珠 12g，浙贝母 10g，茵陈 12g，扁豆 10g，月季花 6g，丝瓜络 10g，夏枯草 12g，川芎 6g，葛根 6g，钩藤 12g，绿萼梅 6g，百合 10g，冬瓜皮 15g，生槐花 6g。

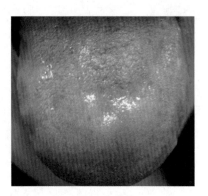

图 88　舌嫩黯，苔薄白

四诊：2014 年 9 月 2 日复诊。服药后诉泌乳已经消失 1 个月。末次月经 2014 年 8 月 11 日，上次月经 2014 年 7 月 6 日。2014 年 8 月 19 日复查女性激素，FSH 6.45U/L，LH 5U/L，E_2 76.86pmol/L，PRL 3.49nmol/L，P 0.63nmol/L，T 2.78nmol/L。

舌淡，苔白（图 89）。脉细弦滑。

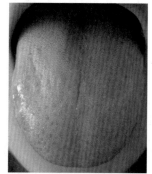

图 89　舌淡，苔白

方药：菊花 10g，钩藤 10g，茯苓 12g，白术 6g，枸杞子 12g，桔梗 10g，浙贝母 10g，砂仁 3g，大腹皮 10g，冬瓜皮 12g，杜仲 10g，鱼腥草 10g。

按语： 柴老对本病的认识及经验在前面已经提到，多为虚实夹杂，以实为主。实者多为热毒浸淫、阳明积热、肝郁火旺；虚者多为肝肾不足，肾虚为主。就本例患者而言，患者垂体微腺瘤导致高催乳素血症，从而出现月经失调，伴有泌乳情况。患者无明显头痛，无便秘。舌象为黯红舌，为瘀滞有热的表现。泌乳明显，乳房为胃经所属器官，乳头属肝经，故辨证思路主要以肝郁胃热为方向。患者无便秘情况，考虑热在经脉，为阳明经热；肝郁血滞，热结于上，故出现癥瘕（垂体微腺瘤）。综上所述，阳明热结、肝郁血滞为辨证要点，治疗以调畅阳明、活血散结通络为主。方中瓜蒌皮为调畅阳明的主药。柴老认为瓜蒌与瓜蒌皮入肺、胃、大肠经，不仅有润肺化痰之功，还有宽胸理气、润肠通便、清足阳明胃与手阳明大肠经积热的功效。便秘者常用瓜蒌，而不便秘者多用瓜蒌皮。配合桔梗、杏仁、夏枯草调理气机。菊花清肝热又解毒，配合生牡蛎、川芎、茜草化瘀散结，葛根引药上行，直达癥瘕病所。百合、墨旱莲养阴清热，月季花活血调经。特别要提到浙贝母配合桔梗，柴老认为这两味药搭配使用，可近乎达到川贝母的功效，又较川贝母便宜数倍，对于经济条件有限的患者比较适用。另外还有丝瓜络的应用，柴老在治疗泌乳的患者时，在初期常常用到此药。柴老认为，对于泌乳患者的治疗应以通为顺，乳络通畅、积滞消除之后才以收为主。全方以清热活血散结、调畅肝胃气机为主。二诊时患者月经量增多，轻度头痛，复查PRL略有下降。舌象仍为黯红舌，但舌苔白干，提示了热毒伤津的情况。方中加强了清热解毒之品，以金银花、菊花、钩藤等轻清走上，佐少量葛根引药上行，使药直达病所，以解在上之毒热。青蒿清虚热，地骨皮清血中伏热，泽泻清泻下焦之热，鱼腥草解毒清热，百合养阴清热，莲须清心固肾收敛，月季花活血调经。全方围绕清热用药，以减少邪热伤阴的情况。同时嘱患者忌食鸽子及麦芽类食物。三诊时患者泌乳明显减少，舌象转为嫩黯，脉沉细滑，PRL 4.16nmol/L，较前再次下降。从舌象来看，热象有所好转，舌嫩提示脾气虚弱，运化不利。故方中应用了茵陈、扁豆、冬瓜皮等健脾化湿之品，而清热解毒、活血散结之品的应用贯穿始终。四诊时患者泌乳已经完全消失1个月，PRL 3.49nmol/L，指标进一步下降，月经后错在1周以内，舌淡，苔白，脉细弦滑。从舌、脉、证来看，患者热毒瘀滞之象进一步得到纠正，目前表现以虚证为主，辨证为脾肾不足。在方药中应用茯苓、白术、杜仲健脾益肾，大腹皮、冬瓜皮、砂仁化湿浊。菊花等药味的应用贯穿治疗始终。

从以上治疗方药中可以看出，根据舌象辨证用药主要是从患者当时的情况出发，不断进行变化。这也是辨证与辨病治疗相结合在临床方药中的体现。

第九章

柴老对部分典型舌象
点评的原文摘录

9

这个舌象的特点为：瘦淡舌，有剥脱苔，剥脱苔的舌面光亮，舌苔偏厚少津。瘦淡舌主要提示肾气虚、肾阳虚、气血不足等。舌面光亮为虚象表现，多见气血不足的情况。此舌象舌苔剥脱的部位偏后偏中央，属脾肾的位置，故健脾补肾应贯穿在治疗中。但补气药不宜应用太过，以防温燥之性再伤阴液。舌苔白干，可用一些血分药配合治疗（图90）。

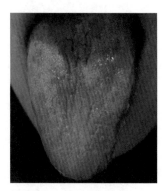

图 90　舌瘦淡，苔剥脱

这个舌象的特点有两处：一个是舌体肥但舌边偏薄嫩，舌色淡粉；另一个是舌面有开裂的情况。舌体肥厚但舌边偏薄的情况说明了患者久病，为气血受损之象，而舌色淡粉也提示气血受伤但并不深重。舌面不规则开裂，既有先天也有后天的情况，要向患者问清楚。如果为后天形成，则提示津液受伤日久，是一种消耗性、虚性的病态。要询问患者是否有长时间过度出汗的情况，是否有慢性病史等。辨证要根据具体疾病来分析，如卵巢早衰患者，可结合主证、脉象具体分析。一般从心、脾、肾三脏入手。用药可配合养血润燥之法，使舌裂渐渐恢复，但恢复周期较长。同时治疗中可考虑结合补肾水以降心火、益心气以健脾等五行生克之法灵活用药（图91）。

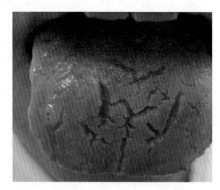

图 91　舌肥、边薄、淡红，舌面开裂

这个舌象的特点是舌苔覆盖了整个舌面，无法直接看到舌体的状态，只能看到舌边一点轻微的齿痕。这是一个虚象，表示阳气不足，有湿浊。这样的舌象在治疗上要先"解外衣"，去除湿浊之邪的干扰，才能体察到舌体的本质。在用药方面要考虑季节因素。如果是冬天，在益气化浊的同时可适当应用一点温阳药，但这个舌苔有一点黄，所以要少用。如果在夏季，就要以除湿为主。这个时候不适于清热解毒，因为虽然我们没有看到舌体，但在舌边看到了齿痕、色淡的情况。不应因为用药伤了阳气。具体治疗要根据主证、脉象具体分析（图92）。

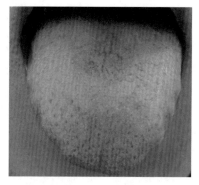

图92　舌苔覆盖整个舌体

这是一个肥嫩红舌，苔薄白、均匀、偏滑。从舌象来看，有热象、有湿气，治疗中以除湿为主。不用敛阴之品，如白芍、墨旱莲等，收敛太过不利除湿。因有热象，也不宜应用温阳之品。补肾可用川续断、桑寄生等。对于卵巢早衰患者，一般以养血清热、除湿健脾为主，可考虑应用金银花、丹参、绿萼梅、茯苓、冬瓜皮、佩兰、砂仁、莲子心等。对于这类患者，在养阴清热的同时也要注意清解半表半里之热，可用葛根配女贞子；如果是出血的患者，可用点侧柏炭、莲子心、女贞子等，清热固涩止血、交通心肾；如果是妊娠胎元不固的患者，要用固的方法，可用覆盆子、莲须、北沙参这类药物；用白术不用玉竹，因玉竹有敛阴之性。如果是盆腔炎患者，单纯应用清热解毒之品不利于除湿，可配合应用川续断、桑枝等走下之品，以利于湿邪的排出。总之，舌象只是辨证的一方面内容，一定要结合疾病综合判断才是全面的。同一舌象，疾

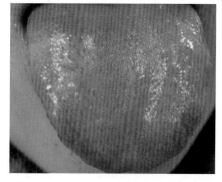

图93　舌肥嫩红，苔薄白、均匀、偏滑

病不同，主证不同，辨证就不同，治疗用药也是不同的（图93）。

　　这个舌象偏肥厚、质嫩、色淡，剥脱苔又不均匀，说明伤阴且气不足。这个舌象一个是看它的肥，另一个是看它的剥脱苔，这里舌色不是主要考虑的因素。剥脱苔有两个原因，一个是胃气上不来了，舌面上所留下的不均匀的苔是浮于表面的苔，这样的苔没有根，只是漂浮在舌的表面，说明胃气将绝，这类患者多预后不良；另一个就是这个舌苔的表现，提示伤阴液。可有很多原因，久病或者近期有热病伤阴，或者过度应用补药造

成阴液受伤等。这个舌苔剥脱最厉害的地方是在舌中部和后部，说明肾阴不足，脾也受损了。治疗上要注意护胃气，不用温补、温燥药，连较柔和的砂仁、陈皮都不要用。可用荷叶、茯苓、郁金等，其中郁金疏肝，以解脾之所不胜，使脾得健。但大部分的药力要结合主证用在补肾阴上（图94）。

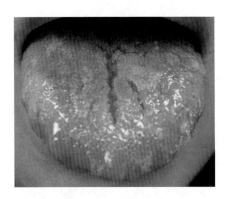

图94　舌肥厚嫩淡，苔剥脱、不均匀

　　这个舌象舌体肥厚、质嫩、齿痕较重，舌色淡黯、无光泽，此多为久病之舌，舌无光泽乃阳气不足之象，结合舌体、舌质，多为脾肾阳虚，湿重之表现。因患者多为久病，治疗时间长，故在治疗中健脾补肾与改善症状对比，健脾补肾的力度要大一些。不要用敛阴药物，避免祛湿不利。以前卵巢早衰患者少见这种舌象，但近年也多见起来。治疗以养血补肾、健脾除湿为主。用药可考虑白术、茯苓、薏苡仁、乌药，也

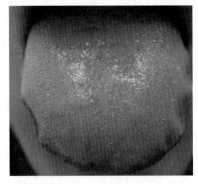

图95　舌肥嫩，齿痕重，色淡黯，无光泽

可酌情少用一点高良姜，如果高良姜太辣，患者接受不了，可用砂仁醒脾。出现这种舌象，无论什么疾病、主证，在治疗上都很困难，治疗时间较长，治疗过程中要慎重（图95）。

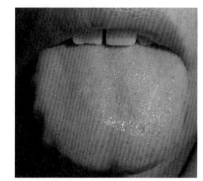

这个舌体肥、淡红，舌边有齿痕，偏黯。此舌与前面的肥舌虽然有一定的相像之处，但考虑的方向完全不同。此舌象提示气虚有瘀，这里的瘀不是指瘀血，而是气虚推动血液运行不力导致的瘀滞之象。治疗考虑益气健脾、除湿养血的思路，不用化瘀血药物（图96）。

图96　舌肥、有齿痕、淡红、偏黯

这个舌象舌体偏大、质敛、色黯红，苔薄白，有多处裂纹。舌敛多为伤阴之象，苔裂多为热伤津液之象。治疗要与疾病主证互参，考虑清热养血的思路。若为慢性盆腔炎症性疾病，可考虑清热解毒、养血化瘀；若为闭经类疾病，考虑内热伤阴，可应用芦根清胃热、养胃阴，石斛养胃阴而益肾，以及其他诸如此类清热养阴药物（图97）。

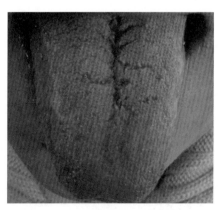

图97　舌体大、质敛、色黯红，苔薄白，有裂

结 语

　　临床辨证是一个比较复杂的过程，因为疾病本身在临床上是不断变化的。有时同一种疾病在辨证时甚至会考虑到不同的辨证体系，妇科疾病也是如此。在复杂的临床辨证过程中，四诊是重要的依据，而在四诊当中，舌诊、脉诊又有着特殊的作用，是中医辨证系统中最具特色的内容之一，它们往往可以提供重要的辨证依据。尤其是舌诊，由于它的表现比较客观，对辨证方向与用药的选择均能提供较为切实的依据和启示。

　　柴老在妇科舌象辨证方面是极具经验的，并且形成了较为系统的理论。总结柴老舌象、脉象理论的过程是笔者将自身所学再复习与系统化的过程，同时也是与大家分享一下笔者的一点心得。

　　首先，无论舌象辨证还是脉象辨证都绝不是孤立的，一定要与疾病主证相结合，与其他的四诊内容相互参照。脱离疾病的舌脉辨证是没有临床意义的，更不能指导治疗及用药。例如，同样的肥嫩舌、细滑脉，在闭经病与崩漏病的辨证和治疗上一定是不一样的；同是闭经病，出现红舌和淡舌，其辨证与用药必然也是不一样的。这就是疾病与舌脉辨证的基本关系。

　　其次，虽然柴老的舌象辨证及参舌用药的经验内容丰富，但柴老也指出，舌诊在认证方面仍只是四诊的一部分内容，在面对个体患者时，还要根据患者当时的具体情况，综合参考，重点辨识，千万不可唯舌象论或唯脉象论，而忽略其他四诊资料。

　　再有，望舌仅为望诊的一项内容，往往还要与面色、唇色、齿龈、甲床等结合起来辨识，相互对照分析。有时还要与患者的神态、体态、肤质等情况结合起来分析，可见望诊之实用价值。其具体内容，以后我们会不断地总结柴老的相关认知和体会，并不断展开介绍。

　　还有，临床辨证的复杂性决定了同一种疾病，在千百位患者身上可能会有千百种辨证，一定不能仅仅局限于书本中的几个证型，并且舍脉从证、舍舌从脉、舍证从舌等情况也是存在的，一定要具体问题具体分析，辨证要有重点，知道从舍的关系。

　　当然，以上仅为自己的一点点心得，希望能够为读者带来一些参考。